赵天卫⊙主编

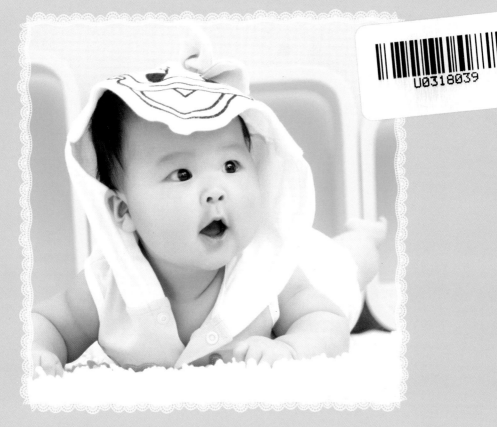

10月怀胎

全程指导

中国纺织出版社

导读（每周提示）

周周早知道

第1周　准爸妈资格考试，请从心理、生理和物质等各方面做好准备。

第2周　根据第32页的方法找准排卵期，把握受孕时机。

第3周　一粒种子即将诞生，准妈妈一定要谨慎用药。

第4周　改善膳食结构，注意营养合理搭配。

第5周　为了宝宝健康聪明，叶酸虽小别忘补。

第6周　月经还没来吗，上医院去确定是否怀孕吧。

第7周　关注身体变化，发现阴道出血要及时咨询医生。

第8周　上班准备防辐射服，出门避开上班高峰。

第9周　了解孕期检查，做好孕期规划。

第10周　散散步，听听音乐，安胎养胎。

第11周　随着乳房的增大，准妈妈需要考虑重新购买合适的内衣。

第12周　第一次孕检要全面细致，具体见第59页。

第13周　渡过危险期，准妈妈可以适当做做操、游游泳。

第14周　家务劳动量力而行，尽量避免弯腰的动作。

第15周　准妈妈应为自己添置几套能突显"美丽孕味"的孕妇装。

第16周　第二次孕检，别忘记进行唐氏筛查，具体见第71页。

第17周　准妈妈可以做做瑜伽，让怀孕更加轻松。

第18周　诵读诗歌，讲讲故事，有目的地训练胎宝宝的听觉。

第19周　胃口好了也不要忘记控制体重。

第20周　第三次孕检，注意预防妊娠高血压，详见第87页。

第21周　越来越清晰地感到宝宝的存在，开始自我监测胎动。

第22周　每天定时实施声音、抚摸等形式的胎教，准爸爸也应积极参与。

第23周　为了自己和胎宝宝的健康，少去公共场所。

第24周　第四次孕检，要进行糖筛了，以确定准妈妈是否患有妊娠糖尿病。

第25周　怀孕六七个月比较适合出去旅行，但一定要做好规划。

第26周　上班的准妈妈要提前准备，做好工作交接。

第27周　上上孕产课，了解分娩方式，练习分娩时的呼吸方法。

第28周　第五次孕检，关注胎宝宝的体位，胎位不正早做纠正。

第29周　宝宝的东西可以开始准备了，准妈妈无需一次性购买太多，以免浪费。

第30周　别忘了这周到医院体检，因为现在开始要每2周进行一次孕检了。

第31周　提前准备待产包，可以参考第126页。

第32周　重视孕检，时刻关注宝宝状态，发现早产征兆要及时入院。

第33周　宝宝就要降生了，准妈妈要继续坚持数胎动。

第34周　参考第143页的提示，做做有助顺产的体操。

第35周　多读多听好作品，培养宝宝的高雅情操。

第36周　多了解一些分娩知识，并向医生咨询自己可能的生产方式，做好分娩的心理准备。

第37周　现在进入倒计时，每周都要坚持去医院孕检。

第38周　职场准妈妈还在上班吗？现在必须命令自己停下来，请假回家待产。

第39周　了解母乳喂养，学习喂养知识和哺乳姿势。

第40周　放松心情，收拾好入院待产的东西，随时迎接天使的到来。

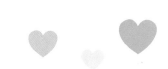

目录

CONTENTS

目录

CONTENTS

目录

CONTENTS

目录

CONTENTS

目 录

CONTENTS

目 录

CONTENTS

目录

CONTENTS

目 录

CONTENTS

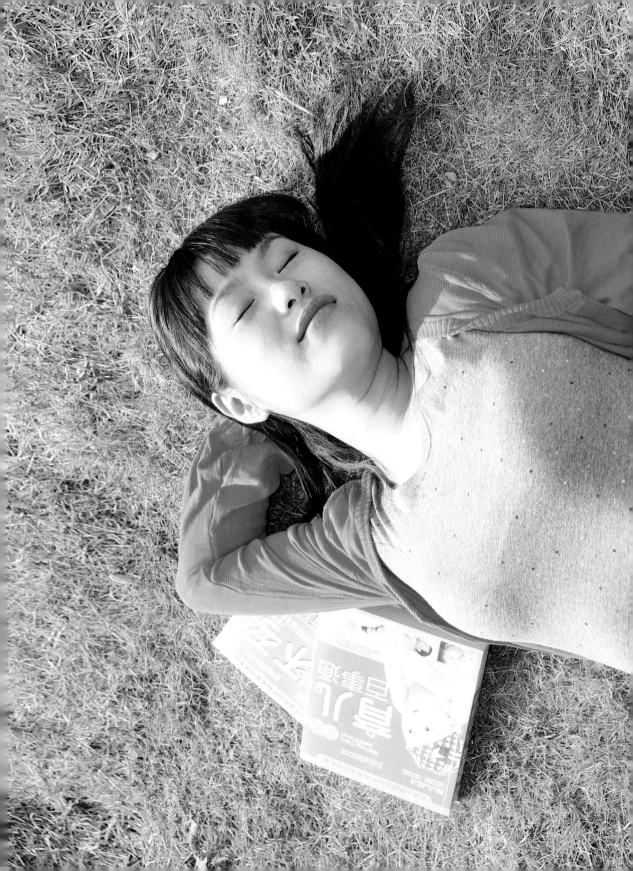

第 1 章

学会优生优育，孕育最棒的胎宝宝

　　对于所有的年轻夫妻来说，孕育健康、聪明的宝宝是最大的期望。如何才能让这一美好的愿望得以实现呢？只有掌握科学的优生知识，了解足够的生育常识，做好充分的准备，才能为孕育健康宝宝打下坚实的基础。

孕前做好身体准备

1 要想孕育一个健康的宝宝，首先要求丈夫和妻子的身体健康、强壮，用最佳的状态迎接宝宝的到来。

2 孕前要做全面身体检查，治愈不利于优生优育的疾病。

3 告别影响生育的那些不良嗜好，建立良好的生活方式和生活习惯。

4 加强运动，合理锻炼身体，以提高各自的身体素质，为怀孕做好准备。

5 夫妻双方在孕前要注意全面营养，科学地补充营养，并保证饮食健康。

孕前做好心理调适

1 未来宝宝的健康与父母孕前和孕后的精神健康有着密不可分的微妙关系。准妈妈、准爸爸拥有乐观的心态、健康的心理对未来宝宝的成长大有助益。

2 整理一下纷乱的思绪，充分做好吃苦受累的准备。

3 考虑自己的经济实力，做一个合理规划，为未来的宝宝做好经济准备。

4 要时刻保持良好的心态，心态不佳会影响受孕，即便是成功受孕了也会影响胎宝宝的健康。

5 孕前夫妻双方要及时沟通，相互排解情绪中的紧张不安。而且双方要保持意见统一，不要轻易被别人的说法打扰。

孕前饮食注意事项

1 某些食物对准爸爸和准妈妈的生育能力有一定的帮助，如一些含锌食物、动物内脏、富含精氨酸的食物等。

2 准妈妈要调整自己的饮食习惯，少吃刺激性食物、油炸类食物、含咖啡因的食物等。

孕前运动注意事项

1 准备怀孕的准爸爸和准妈妈，可以在计划怀孕前3个月制订健身计划，加强运动。

2 运动要以舒缓的有氧运动为主，如慢跑、散步、游泳、瑜伽等，每星期至少3次，每次至少30分钟。

3 孕前做运动要注意量力而行，不要做可能伤害到肌肉和韧带的运动。

不可不知的优生常识

女性的最佳受孕年龄是24～30岁，男性的最佳生育年龄是27～35岁，当夫妻两人不能完全符合时，应以女性的为主。

7～9月是一年中最佳的受孕月份，晚上9～10点是一天中的最佳受孕时间。

孕前注射疫苗，确保健康怀孕。

注射疫苗	甲肝疫苗	提前9～11个月
	乙肝疫苗	提前9～11个月
	弓形虫疫苗	提前6个月
	水痘疫苗	提前6个月
	流感疫苗	提前6个月
	风疹疫苗	提前8个月

准爸爸必修课

准爸爸应暂时远离高温环境，改变饮食习惯，避免压迫睾丸，减去多余的脂肪，减少自身心理压力，以提高精子的质量。

如果有长期的用药史，准爸爸一定要等病愈或停药半年以上再让准妈妈受孕。

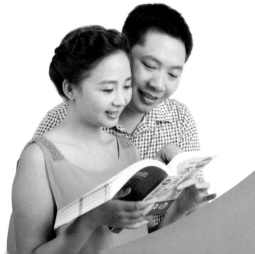

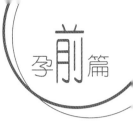
⊙ 认识受孕全过程

人的生命是从何开始的呢？其实从一个小小的精子与一个卵子相遇起，生命的神奇旅程就开始了。

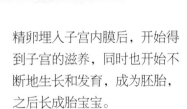

静静等待的卵子

在受精过程中，卵子就像是守株待兔，在那里静静地等待着。卵子诞生于卵泡。卵泡成熟时，里边的卵细胞就会成为卵子。卵子从卵巢的卵泡里破裂而出后，即被输卵管末端吸入输卵管，然后慢慢移到输卵管管腔最大的壶腹部，等待精子的到来。排出的卵子如果在24～48个小时内等不到精子的光顾，就会死亡。这时子宫内膜开始脱落，转入正常的月经期。

一个强壮的精子

当夫妻双方性交后，丈夫射出的精液量有2～5毫升，内有1亿～3亿个精子，这些精子进入妻子阴道后，靠尾巴的摆动能快速前进。途中数百万精子会陷入阴道沟壑中，或误入某个无成熟卵子的输卵管中；另有数百万精子会中途被推出子宫；还有些"老弱病残"的精子适应不了环境而死亡。输卵管内的上皮细胞含有纤毛，纤毛像扫把一样摆动，会阻碍精子的前进，但是精子具有"逆行运动"的奇妙特性，会逆行而上，到达输卵管的壶腹部与卵子结合。受精后的卵子，称为受精卵。

生命旅程的开始

受精卵植入子宫内膜后形成胚胎，这个过程即着床。

受精后的卵子立即开始细胞分裂，并会由输卵管向子宫腔移动。大约在受精后的四五天内到达子宫腔。到达子宫腔后，受精卵会分泌出一种能分解蛋白质的酶类物质，侵蚀子宫内膜，并且把自己埋进子宫内膜的功能层中，这个过程称作受精卵的植入或者着床。受精卵埋入子宫内膜后，开始得到子宫的滋养，同时也开始不断地生长和发育，成为胚胎，之后长成胎宝宝。

为什么会出现双胎和多胎

大多数情况下，一次妊娠只怀一个胎宝宝，但也有一次妊娠同时怀两个或两个以上胎宝宝的情况，并以双胎更为多见。这是因为，有时候卵巢会排出两个或两个以上的成熟卵子并且同时受精成胎，或者有单个的受精卵分裂成两个或者两个以上受精卵，各自在母体内发育，便会形成双胞胎或多胞胎。

⊙ 夫妻生活要和谐

夫妻生活的质量决定着受孕是否成功。一般来说，和谐美满的夫妻生活，能提高受孕的概率。

验证夫妻性生活是否美满

验证夫妻性生活是否美满，应以双方心理上的满足感为主要"标尺"。只为满足生理上的需要，简单、粗暴地性交，当然无法获得和谐美满的性生活。和谐的性生活是每对已婚夫妇的共同愿望，更是优生的前提条件。

正常夫妻生活具备的条件

正常夫妻生活是一种复杂的生理和心理过程，如果不具备健全的生理和心理条件，就难以维持正常的夫妻生活，自然也就无法达到怀孕的目的。具体地说，夫妻维持正常的性生活至少要有健全的生殖器官；要有健康的神经反射系统；要有足量的性激素；要有良好的精神状态。只要具备了这几个条件，也就为夫妻生活的健康、和谐奠定了基础。

科学安排夫妻生活

夫妻生活的时间安排，也是很有讲究的。安排得好，不仅能使双方得到更大的享受，也会利于将来的妊娠。

夫妻生活相隔的时间长短对怀孕有影响。研究表明，从精子生成到成熟总共需要90天左右的时间。对于生育力有问题的男子来说，有必要在计划受孕日前禁欲3～5天，届时再采取隔日同房1次的办法，可能比每天1次更能增加女方受孕的机会。

性高潮有利于提高受孕率

男性在性和谐中射精，由于精液充足，精子活力旺盛，有利于及早抵达输卵管与卵子会合，减少在运行过程中受到外界因素的伤害。女方在性高潮时子宫颈碱性分泌液增多，不仅有利于精子的游动和营养供应，还可以中和阴道的酸性环境，对精子有保护作用。

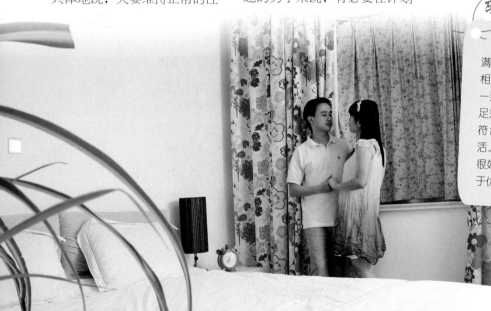

孕育小百科

要想夫妻生活获得满足，夫妻双方必须付出相当努力。夫妻俩的快感一致，两人能同时得到满足是最为理想的，也是最符合优生标准的夫妻生活。当然，夫妻双方必须很好地配合进行，才有利于优生。

⊙ 调整生活方式，矫正不良习惯

建立良好的生活方式和生活习惯，不仅能使女性自己以一个健康的身体迎接怀孕，还能在未来的孕期生活中受益匪浅。

培养良好的作息习惯

宝宝的作息习惯从在妈妈肚子里就开始建立了，准妈妈的作息习惯会影响胎宝宝。因此，为了宝宝日后作息规律，从现在开始就培养自己良好的作息习惯吧。

固定的时间入睡。每晚大约10点，最晚不超过11点入睡，在早上6点左右就会自然醒来。

睡前2小时停止进食（水除外），吃得太饱容易影响睡眠质量。

养成午睡习惯。午睡是白天长时间忙碌的充电器，对工作和健康都极为有益。

穿衣宜松不宜紧

不少女性喜欢穿紧身衣裤，以体现曲线美。但是如果老穿紧身衣裤，就容易引起湿疹、皮疹、阴道炎等疾病，治疗起来相当麻烦。所以从孕前保健的角度来看，穿着以宽松为宜，牛仔裤、连裤袜等不要穿得太久。

许多衣服的面料是化纤产品，这导致一些人的皮肤产生过敏反应。这时就需要更换为棉织品，特别是内衣内裤，以棉织品为宜。一般说来，丝绸衣服对皮肤最友善，棉质衣服吸汗透气又便宜，这些都是女性衣料的上好选择。

孕前久坐危害大

对于女性来说，久坐容易造成血液循环不畅，同时也会引发妇科方面的疾病，甚至导致不孕症。

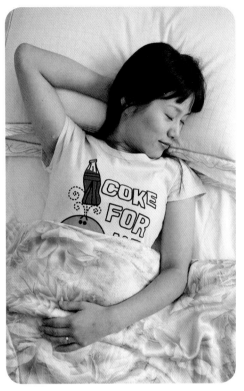

孕前应戒烟戒酒

香烟的烟雾中含有强烈的致癌、致畸物质。女性吸烟会干扰和破坏正常的卵巢功能，引起月经失调、卵巢早衰，影响卵子质量，导致不孕。吸烟的女性即使怀孕了，也会因为卵子质量不高，易出现流产、早产和死胎。香烟中的毒性物质会干扰精子的整个生成过程，男子吸烟会使精子数量减少，畸形精子明显增多，从而导致不育或使生下的子女患先天畸形的概率明显增高。

酒精会妨碍女性卵子的发育和成熟，而且影响受精卵的顺利着床与胚胎发育，使不孕、流产和生育畸形儿的概率成倍增加。男性长期饮酒，会导致精液中精子数目减少、活动力减弱，阳痿、不育的发生率也明显增加。

⊙ 调整工作习惯，重视职业健康

准备怀孕了，在努力工作的同时，千万别忘了爱惜自己的身体，尤其要注意工作中可能出现的一些损害身体的不良习惯。

远离有危害的工作

从事化工生产的女性经常接触某些化学毒物，而这些化学毒物对母婴健康均可造成严重的危害。

电磁辐射对未来的准妈妈和胎宝宝来说是看不见的凶手，可严重损害胎宝宝，甚至会造成畸胎、唐氏综合征和死胎。

农业生产离不开农药，而许多农药已证实会危害女性自身及未来胎宝宝的健康，可引起流产、早产、胎宝宝畸形、弱智等。

家住农村或在厂矿工作的女性怀孕以后，要注意在生产劳动中加强自我保健，尽量不要从事搬、拉、推、抬等重体力劳动。

工作环境温度过高、噪声过大、震动过于剧烈，均可能对胎宝宝的生长发育造成不良影响。

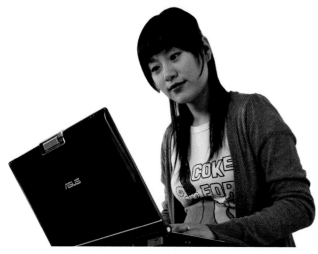

当心办公桌上的细菌

一张办公桌上平均每6平方厘米就有细菌2万个。通常情况下，这些细菌还不至于给人带来太大的麻烦。但是如果是在体质稍弱、抵抗力较差一些的情况下，比如女性生理期、怀孕期就容易受到细菌感染，引发疾病。准妈妈需要做到经常清洗干净自己的双手、水杯等，保持空气流通，不留卫生死角。

最易忽视的办公室健康隐患

· 空气干燥是"慢性杀手"

有数据表明：当室内温度处于18～25℃，湿度为45%～65%时，人的身体、思维会处于最佳状态。北方的春、秋、冬三季，办公室里的湿度常常在20%左右徘徊，这种情况下最好在室内安放一个空气加湿器。此外，还可以在办公桌上放个"活氧吧"，比如养几株绿萝或富贵竹、秋海棠等水生植物，或是在小玻璃缸里养两条金鱼。

· 莫用脖子夹话筒

工作时，因为打电话多，为了腾出手来记事或做其他工作，不少人习惯用脖子夹着话筒说话。这种做法虽然"解放"了双手，但有可能损伤颈椎。所以，打电话时，要放下其他工作，专心致志地进行。如果放不下，干脆使用耳机更好一些。

⊙ 适时适量运动，保证身体状态

对于任何一对计划怀孕的夫妻而言，应该进行一定阶段有规律的运动后再怀孕，以提高各自的身体素质，为怀孕打下坚实的基础。特别是体重超标的女性，更应该在计划怀孕前做一个周密的减肥计划，并严格执行。

测试自己的体能

在开始孕前运动之前，首先要对自己的体能有所了解。简单的方法是看一看你是否能轻快步行15分钟而不气喘吁吁。另一种方法就是早晨醒来时测试一下自己的脉搏，如果每小时在70次以内说明体质状况良好，在80～100次表明体质下滑，如果跳动100次或更多表明体质较差。

运动前的注意事项

运动前要热身。锻炼前，最好做肢体伸展运动，如做体操、活动腰身等，为有氧代谢运动做准备。

运动前不宜过饱。运动前1～2小时吃饭较为适合。如果运动前吃得过饱，胃肠膨胀，膈肌运动受阻，腹式呼吸不畅，会对健康不利。

运动时不宜急停。运动突然急"刹车"，全身血液不能及时回流心脏，心脏给全身器官组织的供血也会突然减少，就会产生头晕、恶心、呕吐，甚至出现休克症状。

孕前宜进行有氧运动

有氧运动被公认为是最有效的孕前运动方式。有氧运动的特点是强度低，有节奏，持续时间长。要求每次锻炼的持续时间为30～60分钟，每周坚持2～3次。在这种锻炼方式下，氧气可将人体内的糖分充分分解，并能消耗体内脂肪，增强和改善心肺功能。常见的有氧运动项目包括步行、慢跑、滑冰、游泳、骑自行车、打太极拳、做健身操、做韵律操等。

专家答疑

Q 孕前运动要咨询医生吗？

A 在开始运动计划之前，最好先咨询一下医生。如果曾有过流产、早产或者其他类似经历，医生会建议不要进行激烈的运动，可以采用户外散步的方式。

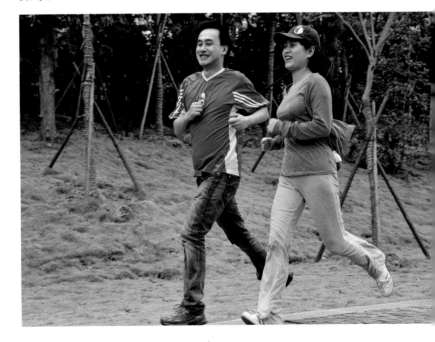

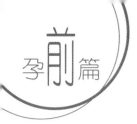
营养饮食，全面均衡

⊙ 改善膳食质量，加强营养调配

孕前的营养对于优生很重要，所以在准备妊娠前至少6个月～1年，就应该开始加强营养调配。孕前的饮食原则应参照平衡膳食的原则，结合受孕的生理特点进行饮食安排。

保证充足优质蛋白质的供给

蛋白质具有使伤口愈合、产生白细胞，防止细菌侵入的特殊功能。另外，催化身体新陈代谢的酶、调节生理机能的胰岛素等，都离不开蛋白质。母亲的蛋白质缺乏会直接导致婴儿先天缺乏蛋白质。通常在怀孕前，女性对蛋白质的每日摄入量应控制在80～85克，也就是说，每天饮食中有1个鸡蛋，100克鱼肉，50克畜、禽肉，再加1杯牛奶就可满足身体对蛋白质的需求。

及时补充矿物质

孕前饮食中还需要有足够的矿物质，其中最重要的是铁、钙和锌。这些物质在维护人体的功能中起了重要作用，但它们在体内不能合成，必须靠食物供应。

保证脂肪的供给

脂肪是机体热能的主要来源，所含必需脂肪酸是构成机体细胞组织不可缺少的物质，增加优质脂肪的摄入对怀孕是有益的。广义来说，膳食脂肪分为来源于动物的少量的饱和脂肪以及来源于植物油和鱼类的更为健康的不饱和脂肪，它们对胎宝宝的神经系统发育很重要。

不可缺少的维生素

维生素共有5类，维生素A、B族维生素、维生素C、维生素D和维生素E，除了维生素D，其他都必须从食物中获得。我们每天需要40分钟的光线照射（并非一定是阳光），以便提供足够的维生素D。维生素A、维生素C和维生素E都是抗氧化剂，有保护人体不被自由基伤害的作用。摄入适量的维生素有利于卵子以及受精卵的发育和成长。

补充碳水化合物

碳水化合物有三类，单糖、双糖和多糖，广泛存在于日常的食物里。建议女性从怀孕前开始，每天最好食用以下这些食物：1片全麦面包，60～125克全麦面条、紫米或土豆，60克谷物，两种以上的水果。

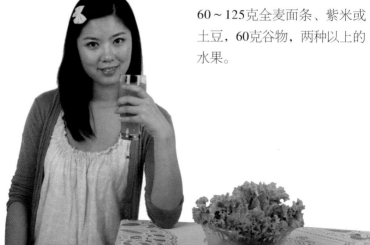

⊙ 孕前食物禁忌

既然准备怀孕了，就不能像以前那样，想吃什么就吃什么了。在怀孕前，下面这些饮食问题一定要注意。

少吃高糖食物

怀孕前，夫妻双方尤其是妻子，若经常食用高糖食物，可能引起糖代谢紊乱，甚至成为潜在的糖尿病患者；怀孕后，准妈妈食糖量增加或延续以前的饮食结构，极易出现妊娠糖尿病。

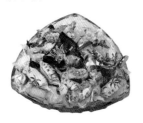

少喝对胎宝宝不利的饮料

· 浓茶：孕前如果喝茶太多、太浓，孕期会引起准妈妈贫血，也会造成胎宝宝先天性缺铁性贫血的隐患。

· 碳酸饮料：孕前饮大量的碳酸饮料会消耗母体内的铁、钙等物质，导致贫血、缺钙症。

· 含咖啡因饮品：咖啡因可使胎宝宝发生畸形、发育迟缓等，同时也危及胎宝宝的大脑、心脏等重要器官，同样还

会造成胎宝宝先天性痴呆。

· 含酒精饮品：孕前最好不要饮酒，因为饮酒会造成胎宝宝畸形。因此在计划怀孕前就应停止饮酒。

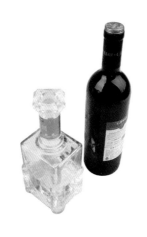

避免长期吃快餐

快餐为我们节省了时间。然而，快餐中食品添加剂被大量地加入到食物中，甚至某些食品与其所标示的名称本身毫无关系，完全是食品添加剂相互糅合的杰作。如果准妈妈不能完全了解食材的来源，为了胎宝宝的健康，请躲开快餐，花些时间亲自烹调食物。

警惕食物过敏

大多数食物过敏是由我们日常食物中的蛋白质引发的。如果你感觉不适，比如饮食后出现头晕、腹胀、消化不良、疲惫，很可能源于对某种食物过敏。找出那些可能引起过敏的食物，在严格忌口后，每隔4天适量吃一次，目的是改变身体的过敏记忆，同时减少食物不耐症状的出现。

孕育 小百科

在生活中应该注意饮食卫生。街头小吃暴露在空气中，不仅受空气中大量病菌的玷污，还会被汽车排放的废气污染，因此，不要贪恋街边小吃。

⊙ 孕前应加强补充叶酸

叶酸是在绿叶蔬菜、谷物和动物肝脏中发现的一种B族维生素，是女性在做母亲前必须补充的一种维生素，对胎宝宝的发育起着至关重要的作用。

准妈妈缺叶酸，胎宝宝易畸形

目前已经证实，准妈妈孕早期叶酸缺乏是胎宝宝发生神经管畸形的主要原因。当准妈妈体内叶酸缺乏时，最直接的后果就是细胞的分裂和增殖受到影响，从而导致巨幼细胞性贫血。同时，也会影响胎宝宝大脑和神经系统的正常发育，严重时会造成无脑儿和脊柱裂等先天畸形，准妈妈也可因胎盘发育不良而出现流产、早产等。因此，孕前半年或前3个月就应该有针对性地补充叶酸。

孕前补充叶酸的方法

孕前每天应摄入400微克的叶酸，到了孕中期，每天应摄入600微克。补充叶酸这种营养物质可以通过饮食来完成，也可以口服药物，直至妊娠结束停服。当然，通过饮食来补充叶酸更受推崇。我们日常生活所食用的绿叶蔬菜都含有丰富的叶酸。谷类食物，如酵母、麸皮面包、麦芽等也富含叶酸；水果，如香蕉、草莓、橙子、橘子等；以及动物的肝脏中都富含叶酸。

补充叶酸禁忌

实验表明，叶酸在酸性环境中易被破坏，在碱性和中性环境中比较稳定；而维生素C及维生素B_2、维生素B_6制剂要在酸性环境中其所含的维生素才能比较稳定，如果在吃含叶酸的食物或叶酸补充剂时，同时服用维生素C及维生素B_2、维生素B_6制剂，由于二者的稳定环境相抵触，因此吸收率都会受影响。鉴于此，二者服用时间最好间隔半个小时以上。

需要重点补叶酸人群

年龄超过35岁的准妈妈，由于受孕后卵细胞的纺锤丝老化，生殖细胞在减数分裂时容易出现异常，可能生出有先天畸形的孩子。

曾经有过一胎出现神经管缺陷的准妈妈，再次怀孕其胎儿发病的概率是2%～5%，曾有两胎同样缺陷的，概率达30%，而患者的同胞姐妹发病的机会也会比正常人偏高。

孕育小百科

富含叶酸的食物有：动物性食物中的动物肝脏、肾脏、蛋类、鱼类；植物性食物中的绿叶蔬菜、芹菜、菜花、红苋菜、菠菜、生菜、芦笋、龙须菜、油菜、小白菜、西蓝花、豆类、土豆、莴苣、鲜蚕豆、梨、柑橘、麦芽及香蕉、柠檬、草莓、橙子、坚果类等。

除了食物，服用叶酸补充剂和叶酸强化食品如添加了叶酸的谷类、奶粉等也是一种办法。

⊙ 男性孕前如何调养

男性调养的重点是保证身体健康，提高精子活力。男性由于精子量少而引起不育的原因较为复杂，但除已查明属功能障碍性原因外，均可在日常生活中通过饮食来调养。

增强精子活力的食物

食用富含镁的食物能够增强精子活力。含镁较多的食物有大豆、土豆、核桃仁、燕麦粥、通心粉、叶类蔬菜和海产品。

精氨酸是构成精子的主要成分。富含精氨酸的食物有海参、鳝鱼、泥鳅、墨鱼及芝麻、山药、花生仁、葵花子、榛子等。

锌是精子代谢必需的物质，并能增强精子的活力，应多食含锌的食物，如牡蛎、虾、动物肝脏、牛奶、豆类、莲子等。但是，每天锌的食用量绝不能超过156微克，因为过量服用锌会影响人体内其他矿物质的作用。

钙元素对精子的运动、维持透明质酸酶的活性及受精起着举足轻重的作用。牛奶、豆制品、酥鱼、排骨汤、紫菜、虾皮、甜杏仁、葡萄干等含钙丰富。

精子的活动力还与精囊中所含果糖的数量有关。如果精液中果糖含量过低，容易引起死精症。而果糖在蜂蜜及各种水果，如梨、苹果、葡萄、菠萝、甜橙中含量尤其丰富。

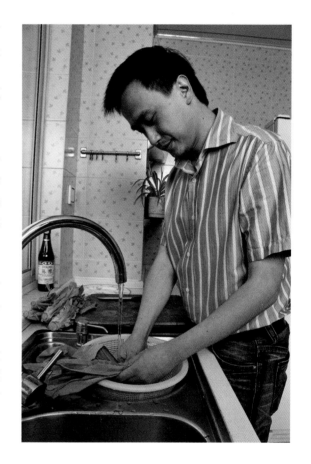

男性也要补充叶酸

叶酸在人体内能与其他物质合成叶酸盐，如果男性体内缺乏叶酸盐，还会加大婴儿出现染色体缺陷的概率，使婴儿长大后患癌症的危险性增加。所以，为了生育健康聪明的孩子，男性也需要补充叶酸。

补充叶酸最简单、最直接的途径就是多吃粗粮。因为五谷杂粮中的叶酸含量是很高的。此外，男性还应多吃富含叶酸的绿叶蔬菜、豆类、水果等。如果平时饮食过于单一，为了下一代更加健康，可以考虑在医生指导下服用一些叶酸片。

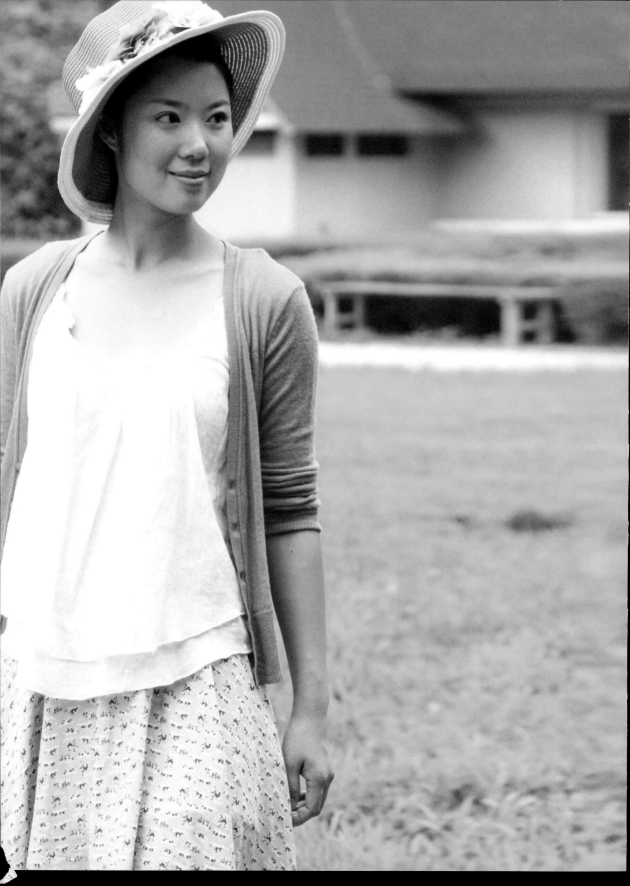

播种的1月，迎来一个崭新的生命

昨天还是在父母身边撒娇的孩子，在朋友面前高声谈笑的少年，一转眼间也要升级为自己孩子的爸爸、妈妈了！

本月胎宝宝的发育状况

1 身体 这时候宝宝还未成型，只能称之为胚芽，长约5毫米至1厘米，重量不足1克。

2 外形 这时候的胎儿形状很像"小海马"：头部非常大，占身长的一半。头部直接连着躯体，有长长的尾巴。

3 胚盘 从受精卵形成第二周起，胚胎将从一个中空的胚泡发育成一个圆盘状的胚盘。接下来，胚盘的三个胚层开始出现：外胚层将形成皮肤和神经组织；内胚层将形成肝脏和肠道组织；中胚层将形成骨髓和肌肉组织。

4 器官 第一个月，精子和卵子相遇创造出受精卵，大脑的发育已经开始，主要器官如心脏、肺、肝、肾等也开始形成。

本月准妈妈的身体变化

1 身体 由于受精卵刚刚着床，身形基本没有变化。

准妈妈可能有的感觉

1 停经 由妊娠引起的最大的变化就是停经，但停经还可能有其他原因，所以不要急于做出判断。

2 基础体温上升 一旦怀孕，基础体温会持续偏高。当36.7～37.2℃的低热状态持续3周以上，基本可以确定为怀孕了。

3 白带增多 怀孕时白带开始增多。

4 易疲劳 怀孕时受雌激素变化的影响，身体容易困乏劳累，睡眠也会增加。

本月日常保健注意事项

1 如果你出现了一些类似感冒的症状，不要粗心地去找感冒药服用，因为这有可能是一种妊娠反应。

2 家中有宠物的准妈妈，现在最好不要再饲养，至少要避免直接接触宠物。可以把它们先寄养到亲戚、朋友家。

3 尽可能地保持有规律的生活起居，每天的睡眠时间可以比平时多1小时，有条件的睡个午觉，但时间不宜超过1小时。

4 做家务时不要登高爬低，也不要长时间蹲着。

5 尽量避免长期处于各种家电的辐射中，尽量远离辐射，并采取一些必要的防护措施。

本月饮食注意事项

从营养学上说，刚怀孕时，准妈妈每日所需的能量与孕前并没有太大的变化，只要尽量做到食物的品种齐全，就足以保证营养的需求。下面就为准妈妈提供本月每日应保持的各类食物进食量，以供参考。

主食：	包括大米、小米、玉米、小麦面粉	400～500克
副食：	绿色蔬菜和其他蔬菜	500～800克
	鱼或者肉	200～250克
	豆类和豆制品	150～250克
	土豆、红薯、芋头、山药	200～300克
	鲜奶	250克左右
	水果	200～250克
	鸡蛋	1～2个
	糖	20克左右

本月运动时注意事项

准妈妈为了胎宝宝的安全，最好不要做太剧烈的运动，可以进行一些简单的伸展操、散步、慢舞等舒缓的运动。

在运动前、运动中和运动后的三个阶段要尽量补充水分，以免导致体温过高。

本月准爸爸必修课

准爸爸应戒烟、戒酒、戒药物。

陪准妈妈到医院确认是否怀孕。

督促准妈妈每天按时按量服用叶酸。

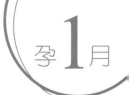

⊙ 了解自己，做个明白准妈妈

　　怀孕期间的女性无论在生理还是心理上都会发生很大变化，心中的疑惑很多，担心的事情也很多。这时，有必要了解自己怀孕的状况，避免一些不必要的心理负担。

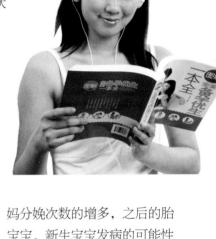

曾经的生育历史

　　每位准妈妈务必非常清楚自己是初产还是经产？有无流产、早产、难产、死产等历史？如果有过异常分娩史，在这次怀孕后，向医生了解可能的原因和防治的方法，使自己对有可能出现的情况做好充分的心理准备。

是否生育过畸形儿

　　很多有过畸形儿生产史的女性非常担心再次怀孕。其实，导致胎宝宝畸形的原因尽管很多，但有些原因一旦去除，不会影响再次怀孕，如孕早期的病毒感染等。但有些致畸原因不可能去除，如家族有遗传病史等。遇到此种情况，应向医生咨询了解可能的病因及如何进行怀孕前的治疗或怀孕后的诊断，以防止再次孕育畸形儿。

先天子宫发育异常

　　女性常见的子宫发育异常有：双子宫、双角子宫等。这类子宫可致女性早期流产、习惯性流产、早产等；还可能在妊娠中发生子宫破裂、胎位异常、子宫扭转等。怀孕前可通过身体检查发现，医生会告知注意事项。

剖宫后再孕

　　任何情况下的剖宫产后再孕的准妈妈，在计划怀孕前务必请教医生两次怀孕间隔的时间、怀孕注意事项等相关问题。因为，剖宫产后再次怀孕的准妈妈，在孕期有可能发生子宫破裂的情况。

Rh血型不合

　　当准妈妈血型为Rh阴性，准爸爸血型为Rh阳性时，分娩可使准妈妈对胎宝宝的血液产生抗体。初次怀孕对胎宝宝影响不大，但随着准妈妈分娩次数的增多，之后的胎宝宝、新生宝宝发病的可能性也越来越大，因此，常在第二胎发病。此类血型不合病情重，常见流产、死产、严重的新生宝宝溶血性黄疸等。

带环怀孕

　　使用宫内节育器的女性如果希望怀孕，务必在计划怀孕前请医生将宫内节育器取出。有极少数的女性在使用宫内节育器时仍可能怀孕，如果希望保留住孩子，此时不要试图取出节育器，因为可能会引起流产。可以等到分娩，那时宫内节育器会随着胎宝宝分娩时的胎盘一道排出。

⊙ 找准排卵期的方法

精子在女性体内存活时间最长是3天，而卵子排出后仅能存活24～48小时，因此如果要怀孕，就应在排卵前3天至排卵后4天同房，这时的受孕机会较大。因此，在怀孕之前掌握自己的排卵期是非常重要的。

新日程表法

这是通过月经周期推算排卵期的方法。此种计算方法是以本次月经来潮第1天为基点，向后顺算天数，因此不易弄错。具体计算公式：

易孕期的第1天＝最短一次月经周期天数－18天

易孕期的最后1天＝最长一次月经周期天数－11天

宫颈黏液法

宫颈黏液就是白带。白带的分泌会随着月经周期的变化而发生规律性的变化。

· 月经干净后宫颈黏液常稠厚而量少，甚至没有黏液，称"干燥期"，不易受孕。

· 月经周期中期随着内分泌的改变，宫颈黏液增多而稀薄，称"湿润期"。

· 接近排卵期分泌的宫颈黏液清亮、滑润而富有弹性，拉丝度高，不易拉断。出现了这种黏液，在前后24小时之内，会发生一次排卵。

基础体温法

基础体温法是根据女性在月经周期中基础体温呈周期性变化的规律来推测排卵期的方法。正常情况下，育龄女性每月排卵后体温会升高0.3～0.5℃，基础体温法就是每天测定清晨醒后的静息体温，根据其变化确定排卵日。确切地说，从月经第一天开始，基础体温降低，处于低温期。月经结束以后基础体温上升0.3～0.5℃，就表示处于排卵期。从排卵前3天到排卵后1天这段时间是容易受孕期，可作为受孕计划的参考。

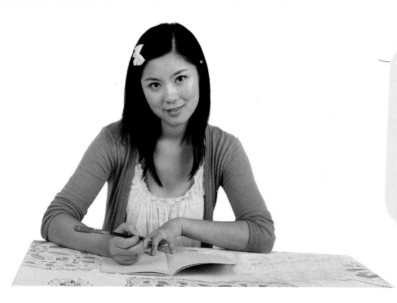

孕育小百科

量体温的时间必须是在每天早晨刚睡醒还没有起床活动之前，而且要不间断地测量，并排除感冒、值夜班或其他会使体温上升的因素。使用体温表测量，测量时间为5～10分钟，并记录数字。

⊙ 孕早期出血应及时就医

怀孕早期阴道出血是怀孕出现异常的表现，准妈妈一定要提高警惕，及时到医院就诊，并针对不同的原因采取不同的措施。怀孕早期阴道出血有可能是以下几种原因：

胎停育

易发人群及诱因：准妈妈压力过大，长期处于极度紧张、悲伤、恐惧、忧虑等精神状态下，或受精卵有缺陷，卵子或者精子有问题，有长期用药史、吸烟、喝酒等。

出血原因：在胚胎发育的过程中，由于前述原因停止了健康发育，甚至发生了死亡，从而引起体内激素和凝血因子变化，会出现腹痛与阴道流血现象。

先兆流产

易发人群及诱因：胎儿染色体异常、母体激素分泌失调、子宫先天发育异常或后天缺陷、免疫系统问题、病毒感染、患有慢性疾病、过度操劳、压力过大、性生活太剧烈、外力撞击、环境污染、用药不当、吸烟、喝酒、摄取过量咖啡因或者其他促进子宫收缩的食物等。

出血原因：在胎盘完全形成之前，胚胎着床并不稳定，可能会造成流产。当流产发生时，胚胎与子宫壁会发生不同程度的分离，分离面的血管一旦破裂，就会造成阴道出血症状。

子宫颈息肉或子宫颈病变

易发人群及诱因：性生活复杂、卫生习惯不好、生活作息不正常、身体抵抗力较差等。

出血原因：子宫颈严重发炎导致糜烂，或原本已有子宫颈息肉，很容易因为怀孕后激素的改变而造成表面毛细血管破裂出血。

宫外孕

易发人群及诱因：曾经有过骨盆腔发炎、骨盆腔黏连病史或做过输卵管手术，或前次怀孕曾发生宫外孕者。

出血原因：受精卵着床在子宫以外的地方便称为宫外孕，发生率大约是1%，而其中95%的宫外孕都是发生在输卵管。由于输卵管的管壁非常薄，无法供给胚胎足够的营养，而且逐渐发育的受精卵使输卵管壁膨胀，导致管壁破裂，因此产生不正常的阴道出血。

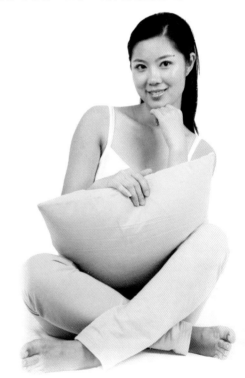

⊙ 全面了解孕期检查

孕期检查对准妈妈和胎宝宝来说非常重要，准妈妈一定要给予充分的重视。

孕期检查意义重大

通过孕期检查首先可以了解准妈妈的健康情况。尤其是准妈妈患有慢性病时，只有通过孕期检查，才能了解怀孕是否会使原有病情发展甚至加重，然后决定是否终止妊娠。

其次，通过孕期检查，可以了解准妈妈骨盆和产道是否正常、能否自然分娩，如发现异常时要做好准备，以防临产时措手不及。

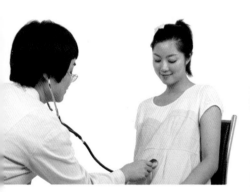

孕期检查

1. 孕早期孕检

时间	产检项目
0～5周	确定是否妊娠。建议可先去药店购买早孕试纸自行测试一下，或到医院确诊。
5～6周	通过超声波检查，能看到胚囊在子宫内的位置，还可以看到胚胎数目，以确定准妈妈是单胎、双胎还是多胎妊娠。
12周	所有准妈妈在孕期第12周时，都需正式开始进行第1次孕检。量体重和血压、测胎心、验尿、空腹抽血化验、做白带检查等。

2. 孕中期孕检

时间	产检项目
16周	从第2次孕检开始，每次必须做基本的例行检查：称体重、量血压、问诊及听宝宝的胎心音等。 准妈妈在16周以上，可抽血做唐氏症筛检（以16～18周最佳）
20周	第3次孕检：做详细B超排畸。主要是看胎宝宝外观发育上是否存在较大问题。
24周	第4次孕检：做妊娠糖尿病筛检。
28周	第5次孕检：如果准妈妈的乙型肝炎两项检验皆呈阳性反应，在准妈妈生下宝宝的24小时内，医院会为新生宝宝注射乙肝疫苗。

3. 孕晚期孕检

时间	产检项目
29～32周	每2周做一次孕检，准妈妈在37周前，要特别预防早产的发生。
33～35周	到了孕期34周时，建议准妈妈做一次详细的B超，以评估胎宝宝的发育状况。
36周	开始每周做孕检，做胎心监护。
37周	注意胎动，并为生产事宜做准备。
38～42周	从38周开始，胎位开始固定，此时准妈妈应有随时生产的心理准备。

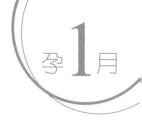
⊙ 保证营养，让胎宝宝健康成长

胎宝宝的健康与聪明，除了与遗传有关，更重要的是营养的均衡补充，这直接影响胎宝宝的身体与智力发育。

保证胎盘的正常发育

孕期营养的重要性还在于能保证胎盘的正常发育。胎盘是胎宝宝自母体汲取营养、排除代谢产物的主要通路，充足的孕期营养是胎盘正常代谢和发挥功能的前提条件。如果孕期营养不足，胎盘的正常代谢就会受到影响，胎盘细胞数目就会减少、质量就会下降，功能就会发生障碍，可导致流产、早产、死胎及低体重儿的出生。

营养与胎宝宝智力有关

智力和脑的结构与功能相关，脑的结构与功能又与营养密切相连。如果准妈妈妊娠期营养不好，胎宝宝就容易发育不良，造成体重偏低、智力障碍。营养不良的准妈妈所生的婴儿体质弱，易患病，死亡率高，长到入学年龄有30%的人表现为智力低下。

合理安排准妈妈的饮食

女性在妊娠期间，体重会不断地增加，而且随着胎宝宝的逐渐长大，母亲和胎宝宝的能量代谢也不断增强，所需要的营养也就越来越多。为了适应母子的需求，准妈妈最重要的就是要均衡摄取六大类食物，包括奶类、鱼肉蛋豆类、五谷根茎类、蔬菜类、水果类以及油脂类。孕期要注意调整饮食习惯，尽量均衡摄取各类食物，以保证所需营养。

改善烹调方法，减少食物营养损失

同样的一条鱼、一块肉，不同的烹调方法会对其中的营养素起到保存或破坏作用。准妈妈是特殊人群，在这方面就更要小心。

我们吃的米面类主食，煮成米饭、蒸成馒头的损失要比炸成油条小得多。蔬菜烧熟后，水溶性维生素和微量元素损失较大，但如果我们改吃凉拌蔬菜就可减少维生素C的损失。

我们平时吃的鸡鸭鱼肉里含丰富的蛋白质、脂肪和少量的胺类，如果这些食物经腌制、烘烤后，会产生一些危害人体健康的物质。例如油煎烹调时，会分解出一些亚硝胺，这种物质对人体有致癌和致畸作用；有的准妈妈喜欢吃烤香肠等熏烤食品，但肉类熏烤过后易产生一类叫做苯并芘的物质，对人体有致癌作用。

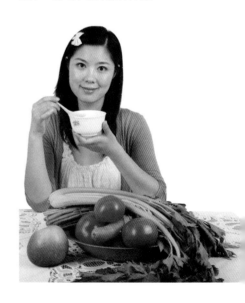

⊙ 准妈妈养成良好的饮食习惯

所谓良好的饮食习惯是指：少吃刺激性食物；食物种类要多、杂、粗；烹调方式要尽量保持食物的原汁原味；避免暴饮暴食。

饮食要定点定顿

饮食是否规律会影响女性的身体健康与受孕能力。因此，从孕前开始，就要有意识地培养自己规律饮食，保证每日三餐定时、定顿，每餐都不宜忽略或并入下一餐。尤其是早餐，早餐的热量要占到一日所需热量的1/3，所以要有足够的量。三餐结构宜呈倒金字塔型——早餐丰富、午餐适中、晚餐量少。一般三餐的时间为：早餐7~8点，午餐12点，晚餐6~7点。用餐时间最好控制在30~60分钟。进食的过程要从容，心情要愉快，尽量不受外界干扰的影响或中断用餐。

多吃有益的食物

怀孕以后，准妈妈在饮食方面可不能仅凭自己的好恶了，要多吃对胎宝宝有益的食物，哪怕有些食物自己并不喜欢；还要以天然的食物为主，少吃所谓的垃圾食品。

适当多吃蔬果。水果、蔬菜和五谷中都含有维生素，有些蔬菜、水果可以洗净或削皮后直接生吃，有益于维生素的保存、吸收和利用。

注意饮食要均衡

面临孕育，要加强营养，多吃营养丰富的食物，但要注意"均衡"二字，总的原则是饮食清淡、多样化。一般情况下，每天一至两杯牛奶、200克肉类、250克蔬菜、1~2个水果和不少于300克的淀粉类就可以满足准妈妈的营养需求了。

营养食谱推荐

孕早期时，在搭配合理、食物均衡的前提下，应尽量顺应准妈妈的特殊口味和嗜好。

开胃三丝

原料：

新鲜黄瓜1根，大鸭梨2个，山楂糕100克，白糖、香油各适量。

做法：

1 将黄瓜去蒂，洗净，用凉开水冲一下，切成细丝，放入盘内；山楂糕切成细丝，放在黄瓜丝上。

2 将鸭梨去蒂，削去外皮，去核，切成细丝；放入盘内，与黄瓜丝、山楂糕丝轻轻掺拌均匀。

3 将白糖均匀地撒入盘中，滴入几滴香油，调拌均匀即可。

推荐理由：

此菜清淡鲜香，爽口开胃，微酸微甜，非常适合准妈妈食用。

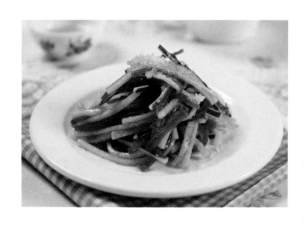

⊙ 改善膳食质量，补充营养讲方法

一项研究表明，准妈妈在意识到自己怀孕后，一般都会减少体力活动。因此，准妈妈不必在饭量上大增，只要改善一下膳食质量就可以了。

不要随意补充维生素

虽然缺乏维生素会给身体带来很多不利影响，但是准妈妈也不能盲目地补充维生素。否则不仅对自己无益，还会给胎宝宝带来伤害。

一般情况下，每天合理地摄取食物就可以充分满足准妈妈对维生素A的需求量。而对于其他维生素，如果准妈妈的身体中过量缺乏哪种营养素，在孕期检查时，医生将会提醒准妈妈特别补充。所以，在医生没有特别提示的情况下，准妈妈不要自己随意补充维生素。

准妈妈如何补锌

正常人每天需从饮食中补充12～16毫克的锌，准妈妈则需要更多一些，为20毫克左右。随着胎宝宝的不断生长发育，对锌的需求量也会迅速增加。一般来说，胎盘及胎宝宝每日需要0.75～1毫克的锌，但由于很多食物中本身就含有锌元素，准妈妈只要不挑食，从食物中摄取的锌就能够满足胎宝宝生长发育的需要了。

准妈妈应适量多喝牛奶

营养专家认为，准妈妈补钙最好的方法就是每天喝200～400克牛奶。每100克牛奶中含钙约120毫克，牛奶中的钙最容易被准妈妈吸收，而且磷、钾、镁等多种矿物质搭配也十分合理。因此，准妈妈应适量多喝一些牛奶。

孕育小百科

研究结果显示，自然分娩的准妈妈，其妊娠期间的血锌浓度较高；而剖宫产的准妈妈，其血锌浓度较低。因此专家建议，准妈妈在孕期多吃一些含锌丰富的食物，既有利于胎宝宝健康，又能有助于准妈妈顺利分娩。

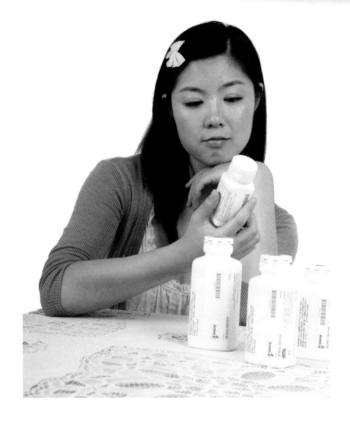

细心耐心，做个称职准爸爸

⊙ 准爸爸要关注准妈妈的情绪

进入孕期，准爸爸要时刻关注准妈妈的情绪，让她保持一个好心情，这样对胎宝宝是非常有利的。

给准妈妈一个好心情

在怀孕期间，准爸爸要对准妈妈多加体贴和爱护。日常生活中要以诚相待，当双方产生矛盾或发生争执时，准爸爸要主动相让，多一些随和，多一些克制，多一份宽容，尽量忍让准妈妈。

帮助准妈妈克服恐惧

在孕期，准爸爸要特别密切关注准妈妈的心理变化，尽一切可能关心她、体贴她，减少不良刺激来使她克服恐惧感，感受做一个母亲的伟大使命，鼓励她鼓起勇气来应对孕育过程中要面对的困难，并保持愉快的心情和稳定的情绪。这样才更有利于胎宝宝的发育，也能够加深夫妻之间的感情。

接受准妈妈的敏感表现

女人天生敏感而情绪化，特别是在怀孕之后，情绪更容易波动。作为准爸爸，你要充分理解准妈妈此时的心理状态，接受她种种过分敏感的表现，并帮助她解除思想压力，尤其对于准妈妈的烦躁不安和过分挑剔应加以宽容和谅解。

耐心倾听准妈妈的抱怨

很多时候，准妈妈需要表达她的抱怨。作为男人，很难想象怀孕的女人所要承受什么样的身体困扰。其实很多时候，她们只要把怨气发泄出来就足够了。所以，这时候准爸爸的温柔就是最好的良药。温柔地问问准妈妈能替她做什么，适时地递去一杯热牛奶或果汁，最好是再加上几句贴心话："你受苦了，亲爱的，我爱你。"

让自己幽默一点

准爸爸除了在生活上体谅辛苦怀孕的准妈妈，也可以和准妈妈开开适度的玩笑，幽默风趣的话会使准妈妈的情绪更愉悦。陪准妈妈观看她喜欢的电影，让准妈妈经常和亲朋好友相聚，让准妈妈参与社交活动，陪准妈妈做短途旅游等都是非常好的缓解紧张情绪和增进夫妻感情的方法。在准妈妈心情不好时，要多开导和安慰她，尝试各种方法让她快乐起来。如果希望宝宝将来是一个朝气蓬勃、乐观向上的人，那就让妻子成为一个快乐的准妈妈吧。

> **开心乐园**
>
> 怀孕时正赶上世界杯，于是我就天天和老公一起看球，美其名曰：胎教。因为老公喜欢男孩儿，还说要是男孩儿将来就踢足球。不过有一天看得有些晚了，都十点多我还没有去睡觉，老公终于忍不住了，过来摸着我的肚子说："孩儿呀，快领着你的娘睡觉去吧！"

⊙ 为准妈妈营造舒适生活

现在，准爸爸就要准备向爸爸的角色进行转换了。可以经常和准妈妈聊些轻松愉快的话题，也可以多留心周围新生了小宝宝的父母，从他们身上总结出可以用到的方法和经验。

改掉不良习惯

准爸爸要改掉一些不良的生活习惯，为准妈妈和她腹中的宝宝营造一个舒适的环境。

刮掉胡须，保护准妈妈。因为，即使准爸爸每天认真洗脸，胡须仍旧会是诸多细菌的藏身之处。当准爸爸和准妈妈亲吻时，就有可能将病菌传递给抵抗力降低的准妈妈，从而引发各种病症。

戒掉香烟，让准妈妈远离"二手烟"的危害。被动吸烟影响胎宝宝发育，容易造成新生儿低体重。同时发现父亲大量吸烟的婴儿围生期死亡率比父亲不吸烟的婴儿高得多。如果准爸爸一时无法戒掉，最起码不要在准妈妈面前吸烟。

承担家务，为妻子减负

妻子怀孕后，准爸爸要学习开始做家务。当然，并非所有的家务活都需要接手，但是有些事情准爸爸一定要多承担。例如，洗完澡后整理浴室、把洗干净的衣服晾起来、拖地、倒垃圾，等等。这些听起来似乎都是不足挂齿的小事，可是这点"小事"对准妈妈和胎宝宝却有一定的危险性。而家里那些提重物以及所有需要蹲下来完成的家务，准爸爸最好也主动承担起来。

不宜保护过度

在准妈妈怀孕前后，身体和心理上的负担都会加重，准爸爸此时需要对准妈妈加以适当的保护，但要注意不要对准妈妈过度保护。

一些准爸爸在准妈妈怀孕后把家务事全包下来，甚至让准妈妈请长假在家休息；在吃的方面也不惜花钱，买各种各样的高级营养品。更有甚者，因为怕准妈妈出门受凉、挤着、碰着，索性将准妈妈成天关在家中。这种关爱之情是可以理解的，但是，这种过度保护对准妈妈弊多利少。因为准妈妈需要适度的活动，这样有利于准妈妈保持良好的心理状态，缓解妊娠和分娩引起的压力。适当的锻炼还能增强体质，特别是增强腹肌和骨盆肌肉的力量，有助于以后顺利分娩。

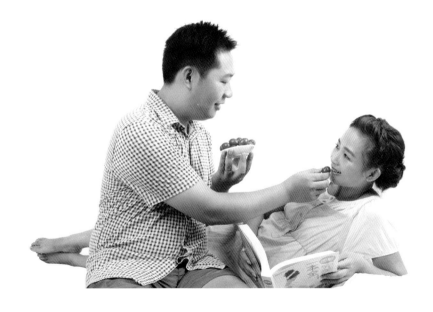

科学胎教，贵在坚持

⊙ 胎教让准妈妈与胎宝宝一起成长

胎教的根本目的不是教养胎儿，而是通过各种方式促使准妈妈在孕期保持愉快、放松、宽容的心态，负起母亲的责任。胎教过程中准妈妈所分泌的令人愉悦的激素，可使机体各器官的功能更加平衡协调，进而有助于胎宝宝形成良好的心智模式和情商。

胎教不仅仅是针对胎宝宝

准妈妈的体内环境是胎宝宝生长的小环境，怀胎十月，准妈妈的生活和心情与胎宝宝的健康成长密不可分。从这一点来说，不要把胎教单纯地理解为只是针对胎儿的教育，准妈妈同时也要关注自己的生活情绪。那么只要是对胎宝宝有益的事情都可以归入胎教的范畴。大到环境的改善、情绪的调节，小到听音乐、散步、和胎宝宝说悄悄话等都是胎教的内容。有句话说的好，最好的胎教源自准父母的生活。放松心情，愉快地接受一个聪明活泼的小天使的到来吧！

胎教有利于胎宝宝的心理健康

胎教能够对胎宝宝的心理产生积极能动的影响，这不仅有利于培养胎宝宝的感知能力，也有利于培养胎宝宝的情感接受能力。这两种能力有助于宝宝以后在成长过程中很好地接受审美教育，发展与想象、直觉、顿悟和灵感相关的能力，并增强对情感的体验、调节和传达能力，使宝宝的心理得到更好的发展。

有利于胎宝宝的大脑发育

受过胎教与没有受过胎教的婴幼儿，其智商有很大差距。集情感化、艺术化、形象和声音于一体的胎教内容，可以有力地促进胎宝宝右脑的发育，提高宝宝出生后知觉和空间感的灵敏性，使宝宝具有音乐、绘画、整体和几何空间鉴别能力，并丰富宝宝的情感，活跃宝宝的形象思维，提高宝宝直觉判断的正确性。同时，胎教能给胎宝宝以新颖鲜明的信息刺激，具有怡情养性的作用，从而有利于胎宝宝大脑的健康和成熟。

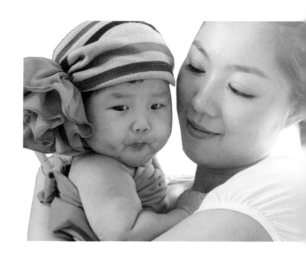

⊙ 进行胎教的3个最佳时期

随着胎教的观念越来越深入人心，越来越多的准爸妈开始用胎教这种方式和腹中的宝宝做最初的沟通与交流。而胎教有3个最佳黄金期，准爸妈如果能好好利用这3个黄金期，将对胎宝宝的智力发展起到非常关键的作用。

第一个时期：怀孕前8周

怀孕前8周还是受精卵的胚胎期，但根据研究显示，最初的原生神经组织，约是在卵子受精后第18天，从中胚层与外胚层的交互作用中所产生；一般认为，神经胚形成约是在卵子受精后的第19天。这时"先天遗传"已经确定，而胎宝宝后续发展就要看准爸妈如何给予"后天环境"加以培养了。所以在这个时期准爸妈就应该开始给予科学的胎教刺激，为今后的胎教打下良好的基础。

第二个时期：怀孕20周左右

在怀孕20周左右，胎宝宝的听觉、视觉等神经系统已陆续发展。这个时期也是胎动出现之始，胎宝宝会随着神经系统的发育与外界的刺激，在子宫内不断接受着母体传递的各种信息，因而这个阶段，正是妈妈与胎宝宝互动最有效的阶段，最适合给予胎宝宝良好的刺激，让他形成良好的神经回路，协助脑细胞逐渐向良性发展。

第三个时期：怀孕30周左右到出生后

胎宝宝的脑部基础发育在怀孕4个月左右就已全部成形，不过影响脑神经发展的神经元却不会停止作用，而会持续产生树状突触直到出生后3岁左右，甚至到青春期都有可能持续发展。这些神经突触的刺激与发展，正是奠定胎宝宝日后视觉、听觉、触觉、味觉、嗅觉等能力的重要因素。

专家答疑 Q

胎教是为了培育天才吗？

A

这是对胎教的误解。儿童成为小天才的因素很多，除了胎教，还有遗传的因素、出生后继续教育和环境影响的因素，以及个人的兴趣、意志、品德等非智力因素。胎教更多的是有利于胎宝宝在智慧、个性、感情、能力等方面的发育。

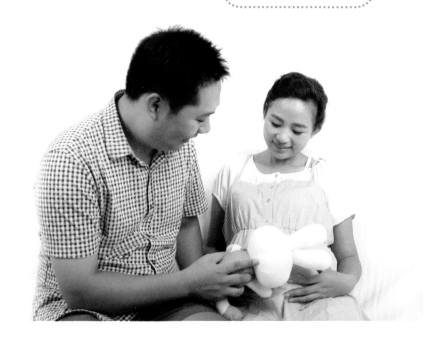

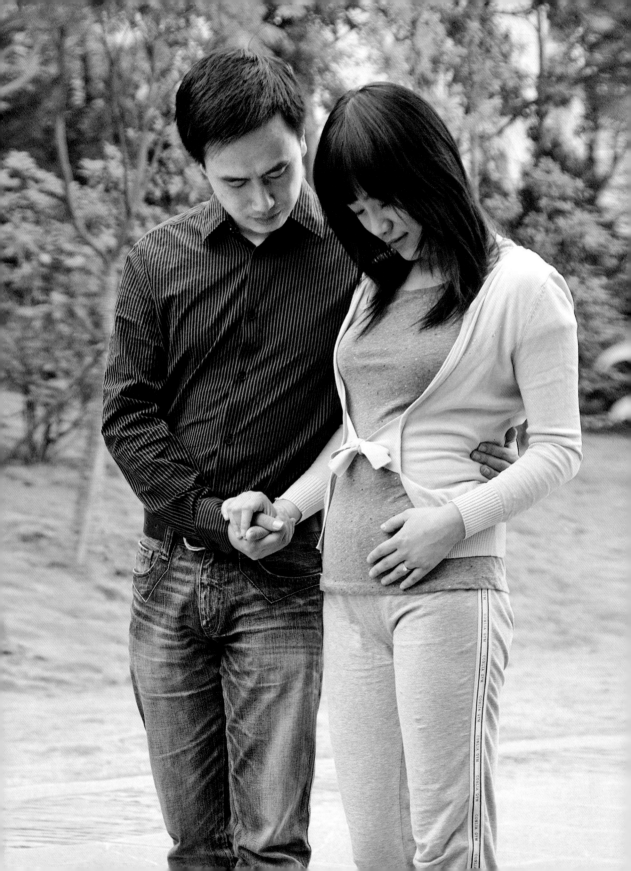

第 3 章

初尝喜悦的孕2月

经过懵懵懂懂的一个月，应该到了明朗确定的时候了。不过，以后的路还很长，为了迎接明天健康聪明的宝宝，一起加油吧！

本月胎宝宝的发育状况

1 **身体** 胚胎大约2厘米长，看上去像个葡萄。

2 **头部** 胚胎有一个与身体不成比例的大头，脑神经管鼓起，大脑急速发育。眼睛、耳朵、嘴也大致出现了，已经像人的脸了。但是，眼睛还分别长在头的两个侧面。

3 **内脏器官** 胃、肠、心脏、肝脏等内脏已初具规模，特别是肝脏明显发育。

4 **四肢** 手、脚已分明，甚至5个手指、脚趾都有了，手指和脚趾之间隐约有少量蹼状物。指尖长指甲的部分也能看得出来了。

本月准妈妈的身体变化

1 **身体** 因子宫增大压迫下腹部，会时常感到下腹发胀。

2 **乳房** 乳头胀痛感还未消失，乳房下方的血管越来越明显。

3 **子宫** 孕前子宫长5厘米左右，样子像个握紧的拳头；现在它在慢慢地增大，尤其是子宫峡部变软。

4 **胎盘** 子宫底蜕膜内绒毛不断地繁殖，开始准备制造胎盘。

准妈妈可能有的感觉

1 **突然晨吐** 在某天清晨起床后，准妈妈突然有一种恶心、想呕吐的感觉。

2 **精疲力竭** 在怀孕第一个月时出现的疲倦感，到了第二个月会变成完全的精疲力竭。

本月日常保健注意事项

1. 上班的准妈妈如果要长时间坐着工作，每天最好抽时间站起来活动活动。

2. 准妈妈在孕期可以化淡妆，尽量不要浓妆艳抹。因为化妆品中很可能含有一些有害物质，长期大量使用会影响胎宝宝的健康。

3. 出现孕吐的准妈妈切不可乱用药物来止吐，以免妨碍胎宝宝的发育。

4. 由于孕吐，准妈妈可能口腔中常感到有异味，可以通过清洁舌苔、勤漱口、避免食用刺激性食物等方法减轻和去除口腔异味。

5. 为保证准妈妈的休息，孕期最好睡棕榈床垫，或在硬床上铺9厘米厚的棉垫为宜。

本月饮食注意事项

适当吃肉可以帮助准妈妈补充蛋白质和矿物质，但不同的肉类营养价值不同，准妈妈应该注意选择营养价值高的肉类，如鱼肉、兔肉、鸡肉、牛肉等。同时还要注意每天的摄取量，在孕早期每天150～200克就可以了。

茶叶含有茶多酚、矿物质、蛋白质等营养成分，适当饮用对准妈妈和胎宝宝都有好处，但不要喝浓茶。

本月运动时注意事项

鉴于准妈妈的生理特点，散步是孕早期准妈妈锻炼身体的有效方法，但要注意时间、地点，最好是选择风和日丽的天气。此外，绿树成荫的公园是最理想的散步场所。

准妈妈尽量不要参加可能造成身体接触和碰撞的运动，如篮球、排球等，也要避免任何需要大量跑、跳、蹦的运动。

本月准爸爸必修课

准爸爸尽量早点回家，每天抽出时间陪陪准妈妈。

提醒准妈妈尽量不去人多的地方，准爸爸主动承担一些采买工作。

简简单单的一个凉拌菜，一份水果大餐，就能传递准爸爸对准妈妈和宝宝的爱。

⊙ 如何确认自己怀孕了

经过一个月的生长，准妈妈会越来越深刻地感觉到胎宝宝的存在，只是还需要确认一下。

根据怀孕的体征来判断

怀孕最明显的反应是停经，并且非常容易疲倦，有些人还会出现早期的妊娠反应，如恶心、呕吐；还有的人口味也发生了改变，平常爱吃的东西不再想吃，不爱吃的倒成了最爱。

在家使用早孕试纸

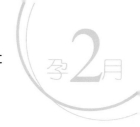

在家使用早孕试纸是一个简便易行的方法，但使用中一定要注意方法得当。

·注意产品的生产日期，不要使用过期试纸。

·具体操作之前要仔细阅读使用说明，然后小心谨慎地按说明做。

·如果自测结果是阴性，但一周后月经仍未来潮，应再做一次自测，如果还是阴性，最好去医院检查。

去医院做体检最准确

确定自己有没有怀孕，最保险的方法是在停经6周后去医院做检查。

检查方法	检查时间	准确率
妇科检查	受孕后2周	几乎100%
尿妊娠试验	停经5~20天。收集清晨的第一次小便，测定尿中是否含有"绒毛膜促性腺激素"。	可靠性达95%
B超检查	怀孕5周后通过B超检查，可看到子宫里是否有幼小的胚囊。	准确率100%

到医院检查时，医生一般会问一些问题，准妈妈们可以在之前做些准备，以免到时候措手不及。下面这些问题是医生常问的。

·平常月经是否正常，最后一次月经是什么时候来的？

·月经一般持续几天？

·有没有妊娠反应，若有，是何时开始的？

·以前是否生育过，如果有，有没有过什么异常的地方？

·是否流产过，是否做过刮宫手术，若有，是什么时候做的？

·对药物是否有过敏史？

·现在是否有什么疾病，做过哪些治疗？

·先生的年龄和身体情况？

·夫妻双方是否有疾病家族史？

⊙ 谨慎小心，预防流产

这里所说的流产指的是自然流产，自然流产是一种淘汰缺陷胎宝宝的机制，不是完全有害的。因此，一旦发生流产，准妈妈也不要过于伤心，一定要养好自己的身体。

流产的征兆

流产的征兆有些很明显，有些则只有产前检查时才能发现。

阴道出血

阴道出血是出现流产的最早标志。但大部分阴道出血不一定导致流产，所以准妈妈不必过分紧张，可向医生咨询。

腹部疼痛

如果准妈妈同时发生了阴道出血和腹部疼痛，一定要及时上医院就诊。因为怀孕初期阴道出血伴腹部疼痛可能预示着宫外孕。

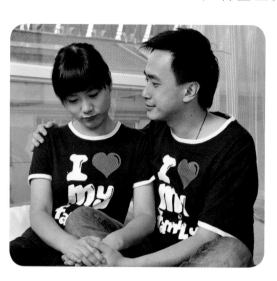

无胎心或子宫停止发育

在例行的孕期检查时，当医生听不到宝宝的心跳、或准妈妈的子宫没有按照应该增长的速度变大时，准妈妈可能就需要终止妊娠了。

如何防止流产

绝大部分自然流产起因于胚胎不健全。但是，有些流产也会因准妈妈对自我的保护不够而发生。所以，准妈妈需要了解一些预防流产的常识。

孕前有慢性病的准妈妈，必须在相关疾病专科医生和产科医生共同指导下妊娠。在孕期要密切观察原有疾病和胎宝宝的情况。

准妈妈要增强体质，避免感染疾病。如果准妈妈感染了疾病，发现后应及早就医，不可因为担心药物对宝宝有影响而拒绝治疗。

一些准妈妈平时月经周期短，黄体功能不足，不能维系胚胎的正常发育，也容易造成流产。这样的准妈妈一旦出现流产征兆，应及时就医，在医生的指导下进行有针对性的保胎治疗，如使用黄体酮或人绒毛膜促性腺激素、口服维生素E等。

怀孕后，准妈妈一定要注意保护腹部。尽量不要去拥挤的场合，行走要小心，避免撞到坚硬的物体。

准妈妈过度紧张、焦虑、恐惧、忧伤等也可能造成流产。只要准妈妈相信自己，放松心情，凡事不苛求完美，就一定可以做一个轻松快乐的准妈妈。

尽量避免房事。准妈妈身体的剧烈运动和子宫的强烈收缩都有可能引起流产。

避免食用易导致流产的食物，如螃蟹、甲鱼、杏、杏仁、黑木耳、芦荟等。

⊙ 努力克服早孕反应

孕吐是令准妈妈十分难受的一种正常反应，准妈妈应当留意自己的孕吐状况，努力找到减少恶心的方法。如果孕吐非常严重时应该去医院，以免影响胎宝宝的营养供给。

孕吐是在传达一种信息

准妈妈害喜呕吐主要发生在怀孕的前几个月。妊娠中后期，胎宝宝会通过胎动来引起母亲的注意；但是怀孕前期胎宝宝正处于初期发展阶段，完全没有能力抵抗外部环境的不良影响，表达不适。因此准妈妈的害喜反应，实际上是胎宝宝在向准妈妈传递自己存在的信息，提醒准妈妈要保护好自己。某些因素也会增加孕吐的概率，如超重或多胞胎等。

消除紧张情绪，正确看待孕吐

一般来说，大多数准妈妈怀孕后，或轻或重地都会发生恶心、呕吐、嗜睡、乏力等早孕反应，在12周以后这些症状会自然消失。因此准妈妈应正确对待，保持情绪放松。

有时候也可以提前做一些准备，如果知道什么东西会让自己恶心，尽量避免接触这些东西。

采取正确方式，减轻孕吐

大部分准妈妈在怀孕期间都会产生过多的唾液。在吃促进唾液分泌的食物之前，应该先喝些牛奶或酸奶等奶制品，将胃黏膜保护起来，才不会因唾液引发恶心。

许多准妈妈还有胃灼热的症状。这种灼热感的产生是由于胃酸倒流至食管下部，只要让胃的出口低于入口，逆流状况就会减轻。所以，当准妈妈吃饱后，尽量坐直或是靠右侧躺，仰睡更容易引发胃灼热。

注意休息，加强营养

对一般的恶心、呕吐等早孕反应，应该注意休息，饮食上多吃清淡可口、易消化的饭菜，可少吃多餐。口服维生素B_6也有止吐作用，请在咨询医生后，遵医嘱服药。也可以吃一点酸味食物。

按压穴位，缓解孕吐

指压内关穴：内关穴在手关节内侧皱褶处以上2寸处（手腕之上，食、中、无名指并拢时的宽度），刺激这个穴位，可以减轻因怀孕和其他疾病(如晕船)引起的恶心与呕吐。

孕育小百科

当准妈妈工作或外出办事时，可以随身携带一些能振奋食欲的备用食品，如在小包里放一些饼干等，可抑制因饥饿带来的恶心。也可以准备一个手帕，将柑橘精油滴在手帕上，慢慢地吸入香气，这样也可以缓解恶心的症状。

⊙ 预防妊娠出现的感染性疾病

准妈妈如果受到病毒或细菌感染，会造成亲子间的垂直感染，从而引起宝宝宫内感染、生产过程中感染以及母乳哺育时感染。

感染途径

由外而内的感染途径主要有3个，即经由空气中漂浮的微生物带来的"空气感染"，经由感染者的唾液带来的"飞沫感染"，经由接触受感染者身上的病菌或病毒而来的"接触感染"。病菌或病毒主要是通过口鼻、饮食、伤口、泌尿道、阴道侵入人体。

感染性疾病的代表症状

· 上呼吸道感染：有发热、头痛、流鼻涕、咳嗽等典型症状，严重者可能出现气喘，甚至肺炎等。

· 肠胃感染：腹泻、呕吐、腹部绞痛、发热，严重者可能出现水泻或抽筋等现象。

· 尿路感染：尿频、尿急、尿痛、下腹部疼痛、发热。

· 阴道感染：分泌物增多，局部发痒、红肿等现象。

· 季节性感染：许多季节性感染如流行性感冒等也要特别留意，在疾病爆发时要少去公共场所，出门可戴口罩，做好必要的防范措施。

预防策略

注意手部卫生：要预防感染，最直接有效的方式就是"用肥皂洗手"，同时还要避免用脏手搓揉眼、鼻、口等黏膜部位。外出回家后一定要洗净双手，吃东西前也一定要洗手。

· 少接触感染源：准妈妈要少去人多的公共场所，也不要接触已经患有上呼吸道感染等的患者。

· 注意饮食卫生：肠胃感染通常与饮食不卫生有关，准妈妈要尽量避免生食，务必将食物做熟后再吃。制作食物时，也要将生、熟分开处理，切生食与熟食的案板不要混合使用。

· 养成良好的个人卫生习惯：怀孕期间阴道偏酸性，致病菌较容易滋生，感染的机会增加。长时间坐办公室的准妈妈应该偶尔站起身来活动一下，同时也要避免穿着过紧或不透气的衣服。内裤要经常更换，放在阳光下暴晒。尽量不要憋尿。有使用护垫习惯的准妈妈也要注意经常更换，以免造成细菌感染。

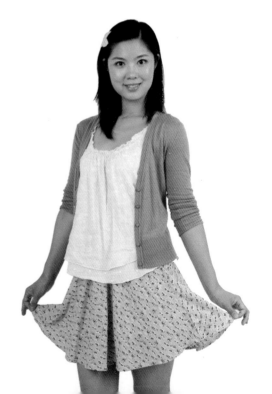

⊙ 预防溶血症

新生宝宝溶血症是指因母、婴血型不合而引起的同族免疫性溶血，它会使胎宝宝在宫内或分娩后发生大量红细胞破坏，出现一系列溶血性贫血、黄疸以及其他多种临床表现的疾病。在我国以ABO血型不合者占多数。

溶血症原因

Rh血型不合：Rh血型不合引起的新生宝宝溶血症在我国的发病率较低。通常是母亲为Rh阴性，胎宝宝为Rh阳性而血型不合，并引起溶血。

ABO血型不合：最多见的是母亲为O型，胎宝宝为A型或B型；还可见于母亲为A型，胎宝宝为B型或AB型；母亲为B型，胎宝宝为B型或AB型。

预防或减轻溶血的不良影响

在孕前进行血型检查，如果在孕前被查出血型抗体，要定期监测母亲的血型抗体效价，抗体效价高，可提前进行中药治疗来降低抗体，预防怀孕后宝宝患ABO溶血。

定期监测母亲的血液抗体效价，抗体效价低于1：128属于安全范围。

定期做胎宝宝监护，进入37周后最好每周做1次监护，必要时做B超评估胎宝宝在宫内的情况。

准妈妈产前服用维生素E、维生素C、叶酸及中药等可以提高肝细胞葡萄糖醛酸转移酶与胆红素的结合力，减轻黄疸的程度。

分娩时胎宝宝娩出后立即断脐，减少抗体进入宝宝体内，并保留脐带血以备急用。

分娩后注意观察宝宝的黄疸出现时间和黄疸程度、黄疸进展情况，如有异常，应及时与儿科医生联系。

虽说母婴血型不合存在宝宝发生溶血的危险，但随着预防医学和产前诊断学的不断进步和发展，ABO溶血症的预防措施已十分成熟，大多数母婴血型不合的宝宝都不会有严重的后果。因此，O型血的准妈妈也不必过分担心，只要按医生的要求定期做产前检查，就能跟其他准妈妈一样生育一个健康的宝宝。

血型的遗传规律——血型遗传规律表

父母血型	子女会出现的血型	子女不会出现的血型
O与O	O	A，B，AB
A与O	A，O	B，AB
A与A	A，O	B，AB
A与B	A，B，AB，O	——
A与AB	A，B，AB	O
B与O	B，O	A，AB
B与B	B，O	A，AB
B与AB	A，B，AB	O
AB与O	A，B	O，AB
AB与AB	A，B，AB	O

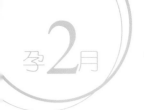

饮食营养，全面均衡

⊙ 解决孕早期食欲不振

在孕早期，因为早孕反应的影响，很多准妈妈都没有食欲。这让准妈妈担心会因此影响胎宝宝的生长发育。准妈妈可以通过饮食调节来缓解食欲不振。

饮食调节法

恶心、呕吐多出现在早晨起床或是傍晚，也就是说胃中太空或太饱时对准妈妈都不利。应采用少食多餐的方法，不拘泥于一日三餐的饮食习惯，想吃就吃。清晨起床后先喝一杯白开水再进食，可减少恶心与呕吐。起来若有恶心感，可吃些咸饼干、烤馒头片。晚上可准备一些容易消化的食品，如面包片、馒头片、饼干等。多吃些蔬菜和水果，在医生的指导下适当服用维生素B$_6$、维生素C。

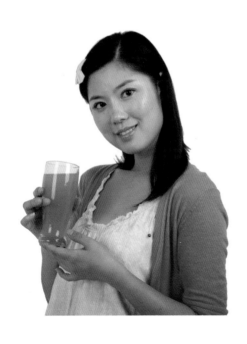

用瓜子促进食欲

葵花子与西瓜子都富含脂肪、蛋白质、锌等微量元素及多种维生素，可增强消化功能。嗑瓜子能够使整个消化系统活跃起来。瓜子的香味刺激舌头上的味蕾，味蕾将这种神经冲动传导给大脑，大脑又反作用于唾液腺等消化器官，使含有多种消化酶的唾液、胃液等的分泌相对旺盛。因此，准妈妈在饭前或饭后嗑瓜子，对于消化与吸收十分有利。

防治孕吐的中医食疗

防治孕吐，中医有一些行之有效的食疗方法。

· 红糖姜茶：生姜、陈皮各10克，加1小勺红糖和适量水，煎成糖水饮用。

· 醋浸姜片：鲜嫩生姜1块，切片后用醋浸泡至变成深色，含食。

· 姜汁柿饼：生姜20克，柿饼2个，加少量开水将柿饼捣烂后蒸煮，每次服食1小勺。

· 甘蔗姜汁：甘蔗1节，加10克生姜，榨汁饮用。

· 扁豆米汤：干扁豆10克，磨成粉，和米汤一起调和服用。

· 橄榄糯米粥：鲜橄榄50克，捣烂，连同汁水和糯米50克一起熬粥服用。

⊙ 准妈妈孕期饮食误区

许多准父母认为孕期营养补得越多越好。实际上，准妈妈应该科学安排膳食，确保合理的营养搭配。

多吃苹果少吃西瓜

大多数准妈妈喜欢吃苹果，还有说法称：只要孕期多吃苹果，生产时就会母子"平安"。许多老年人不许准妈妈吃西瓜、梨等，认为这些水果性凉寒，吃了容易流产。其实，上述说法毫无科学根据。苹果并无安胎特效，吃多了还会产生腹胀感。至于西瓜等所谓性凉的水果，只要适量食用，也不会造成流产。

妊娠期吃糖易患糖尿病

有的准妈妈担心患上妊娠期高血压、糖尿病，从怀孕开始就拒绝吃糖。其实，正常女性特别是偏瘦的女性根本不需要对糖避之不及，肥胖女性、以前曾患过妊娠糖尿病的准妈妈，虽然不宜多吃糖，但也不需要一点糖都不碰。

补钙就要喝骨头汤

按照营养学的标准，喝骨头汤补钙的效果并不理想。骨头中的钙不容易溶解在汤中，也不容易被肠胃吸收。相对而言，具有活性成分的钙片、钙剂更容易为人体吸收。而喝了过多骨头汤，也可能因为油腻等，引起不适。

多吃动物胎盘好安胎

有的准妈妈信奉"吃什么补什么"的道理，四处搜罗动物胎盘来进补。其实，动物胎盘、卵巢里含有黄体酮，这种激素在准妈妈出现阴道少量流血等流产先兆时，能够起到稳定妊娠的效果。但是，如果没有流产先兆却使用孕激素，一旦过量，就可能影响胎宝宝生殖器官的发育。

呕吐厉害就要多吃零食

有怀孕反应的准妈妈平日喜欢多吃酸、吃辣，有的准妈妈索性餐餐吃话梅、果脯等零食。其实，这样并不能缓解孕吐。孕吐是由于胃酸分泌不足、胃肠功能失调而引起的。虽然酸辣口味的食物可以刺激胃酸分泌，但如果长期大量食用，可能损害肠胃功能。

多吃动物肝脏营养好

动物肝脏营养丰富，适于准妈妈食用，但是在孕早期，准妈妈不宜多吃动物肝脏。

孕早期正是胚胎发育分化时期，最易受营养成分的影响。而动物肝脏，尤其是鸡、牛、猪的肝脏含维生素A丰富。大量维生素A的摄入会干扰神经上皮细胞内的DNA合成，使细胞分裂周期延长，导致细胞增殖速度减慢，数量减少，从而表现出各种组织生长、分化异常。有人认为，过量的维生素A阻碍了胎宝宝腭的生长发育，使两侧腭叶未能及时吻合形成腭裂。总之，在孕早期过量食用动物肝脏不利于胎宝宝的发育，有致畸的可能，应引起准妈妈的重视。

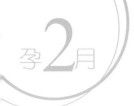
细心耐心，做个称职准爸爸

◉ 帮助准妈妈度过反应期

准爸爸对准妈妈的细心关爱，是准妈妈战胜孕期反应的有力支持。

理解妻子的情绪波动

准妈妈怀孕后，由于体内激素的变化，情绪也会时好时坏，准妈妈情绪的变化也会给丈夫带来一定影响。在外需要承受工作的压力，在家还要担负起照顾怀孕的准妈妈和胎宝宝的重任，做准爸爸也是挺难的。不过还是要理解准妈妈，因为她正承受着身体变化和情绪变化的双重折磨，准爸爸的安慰和宽容是抚平准妈妈情绪波动和宝宝健康发育的有力保障。

了解准妈妈的内心世界

女人心，海底针。准爸爸对准妈妈的波动情绪感到不解，其实是因为未曾了解准妈妈的内心世界。下面就一起来了解准妈妈的简单想法吧。

希望丈夫与我共享怀孕的快乐和担忧，理解我情绪上的种种变化，并及时给我安慰。

希望丈夫能像我那样关注未来宝宝的一切，经常和我一起谈论他是否健康、聪明、漂亮的话题，一起设计宝宝出生后的成长计划。

帮助妻子，减轻不适

孕吐使准妈妈很难受，准爸爸应该多和准妈妈谈谈心，了解准妈妈的想法，分散准妈妈的注意力，减轻准妈妈对恶心、呕吐的恐惧。

准妈妈一点胃口也没有，这时准爸爸最好能主动为准妈妈调剂饮食，以减轻妊娠反应。

准爸爸最好能早点回家，多抽一些时间陪陪准妈妈。

一直吸烟的准爸爸最好能戒烟，至少不要在准妈妈面前吸烟，尤其是有孕期反应的准妈妈，对烟味会更敏感。

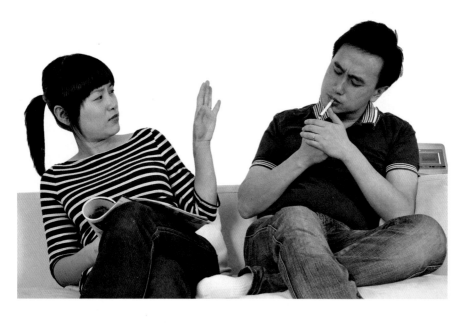

⊙ 准爸爸要做的事

当准妈妈开始怀孕的时候，作为准爸爸应该尽心尽力地呵护准妈妈，关注准妈妈孕早期的营养摄入，以保证准妈妈以及胎宝宝的正常发育。此外，还要让准妈妈远离对怀孕有害的一些事物。

制定孕期日程表

和准妈妈一起制订一个孕期日程表，罗列每个月该做的事情；做一个家庭经济规划，尽量明确整个孕期以及产后的花费；考虑孕期、生产以及将来照顾妈妈和宝宝的人选，并可提前安排妥当，以免临时找不到帮忙的人。

为准妈妈美化环境

在准妈妈怀孕期间，准爸爸应该把室内环境布置得更加美观。在室内挂几张漂亮宝宝的画像，可以让准妈妈常常想象自己的宝宝也是这样得可爱、健康；或摆放几盆花卉盆景，增添一些大自然的气息，以陶冶情操。

为准妈妈做富有营养的饭菜

准爸爸应做一些清淡可口、富有营养的饭菜。假如准妈妈早晨呕吐，应该让她吃些饼干、面包等易消化的食物，少量多餐。要鼓励准妈妈多吃蔬菜、水果、牛奶、汤类等含水分多的食品，以补充因呕吐失掉的水分。

让准妈妈远离辐射源

给准妈妈添置防辐射衣，电脑防辐射屏等用品。叮嘱准妈妈远离家中的辐射源，尽量不要让准妈妈靠近带有辐射性的电脑、微波炉、电冰箱等电器，也尽量不要让准妈妈使用手机打电话等。

尽量避免性生活

孕早期胎盘尚未发育成熟，体内激素水平不稳定，容易发生流产。此时夫妻双方应控制彼此的性欲，尽量避免性生活。

提醒准妈妈增添衣服

准爸爸应多关心准妈妈的衣食住行。多关注气温的变化，督促她随气温变化及时增减衣物。早晚天气凉多穿一件外套，中午暖和的时候适当减少。尤其注意春季保暖，切忌大汗淋漓时在风口处休息。在户外锻炼时的衣着穿戴要适宜，锻炼后，应立即用柔软的干毛巾擦干身上的汗水，并及时穿上可以御寒的衣服。

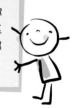

开心乐园

我怀孕了，反应很大。一次我在路边呕吐不止，老公一边心疼地拍着我的后背，一边说："看看，叫你不要喝，偏喝这么多，这不，高了吧！"路人一听都对我侧目！

科学胎教，贵在坚持

⊙ 情绪胎教

情绪胎教，是通过对准妈妈的情绪进行调节，使之忘掉烦恼和忧虑，创造清新的氛围及和谐的心境，再通过准妈妈的神经传递给胎宝宝，促使胎宝宝各方面的发育。

情绪胎教的作用

情绪胎教是保障孕期母子心理健康的重要方法，决定着母子关系的和谐与否，以及孩子后天心理素质及心理健康；也是直接影响家庭关系，保障孕期健康顺利进行的主观因素。它突出的特点是以母亲修养的不断增强，孕期生活品位的提高，由女人向母亲角色转变过程中的内心不断成熟，达到母仪胎宝宝的目的。对胎宝

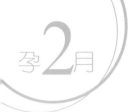

宝的情绪、性格、健康、心理起着至关重要的作用。

胎教工具

好的图片、音乐、书籍、环境、衣着、形象都是情绪胎教的工具。现代准妈妈具有时尚、漂亮的形象，就是体现健康的情绪胎教，好的音乐、书籍、环境，潜移默化影响着母子及家庭关系的和谐。

准妈妈要有一个好心情

情绪胎教顾名思义是要求准妈妈有一个好的心情。而前提是必须先有好的心态，一颗平常心。孩子的命运掌握在母亲的体内，心胸宽阔的母亲会永远选择坦荡，保持愉悦的心态会使孩子远离痛苦和伤害。

夫妻共同参与

情绪胎教产生于夫妻双方共同热切盼望生育健康孩子的愿望，也是胎宝宝出生后健康、聪明的保障。它可以改善

并提高胎宝宝的发育及潜能，是早期教育极为关键的组成部分。

情绪胎教要求夫妻双方共同参与。首先准爸爸要具有责任心、事业心、安全感。其次，准妈妈要具有事业心、爱心、安全感。准爸爸的责任与准妈妈的行为，决定着未来家庭教育的成功与否。

情绪胎教的禁忌

情绪胎教禁忌准妈妈初期懒散及消化不良、贪吃多睡、精神不振。

因为生理原因，此时准妈妈心理波动大，情绪反常，且易紧张、激动，情绪失控，因此准妈妈要注意自我修养和对自我的约束。同时，良好的情绪可以帮助准妈妈调整体内激素水平，减少不适。因此，孕期准妈妈应避免孤独、封闭自我，多做户外运动，在大自然的山水中将自己的心灵和情绪稳定到安静、平实的状态。

⊙ 营养胎教

　　胎宝宝的健康与聪明，除了与遗传有关，更重要的是营养的补充与均衡，这直接影响着胎宝宝的身体与智能发育。只有丰富、均衡、恰当的营养，才能让准妈妈更好地适应妊娠期各个阶段生理上的变化，也才能使母子都健康。所以说合理补充营养也是在进行胎教。

营养胎教对胎宝宝的帮助

　　•避免胎宝宝低体重或长成巨大儿。准妈妈的营养不足，会影响胎宝宝的生长，使低体重儿的发生率增加；反之，营养过剩则会使巨大儿的发生率增加。

　　•避免胎宝宝骸和牙齿发育不良。胎宝宝的骨骼和牙齿的钙化，是在胚胎2个月时开始进行的，8个月后增加迅速。

　　•避免胎宝宝缺乏生长所需营养素。准妈妈科学地进食，可为胎宝宝提供生长发育所需的各种营养素，避免流产、早产、死产，并保证大脑发育。

营养胎教对妈妈的帮助

　　•避免形成缺铁性贫血。怀孕时，准妈妈的身体处于生理性贫血状态中，如果饮食中缺铁，更易发生缺铁性贫血。

　　•避免身体缺钙和维生素D。胎宝宝的生长需要摄取大量的钙，因此准妈妈容易缺钙应注意补充。

　　•避免难产及并发其他疾病。如果准妈妈饮食不科学，不仅影响自身体型，还易引发妊娠高血压综合征和妊娠糖尿病，并增加了难产的概率。

如何做好营养胎教

　　•要培养良好的饮食习惯。准妈妈的不良饮食习惯对胎宝宝的影响是很大的，所以为了以后少为宝宝的饮食问题操心，应该培养自己良好的饮食习惯。

　　•要均衡营养，食物多样。身体所需的营养尽量由食物中获得。不同的食物所含的营养素是不一样的，所以建议准妈妈多样化食物的种类，每天至少吃2～5种不同的食物。

　　•要以没有加工的食物为主。因为没有加工的食物其中营养素不容易丢失，有利于为胎宝宝提供全面的营养。

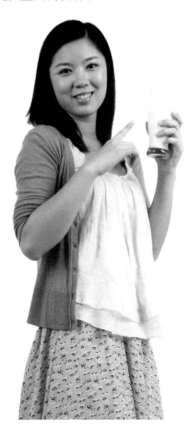

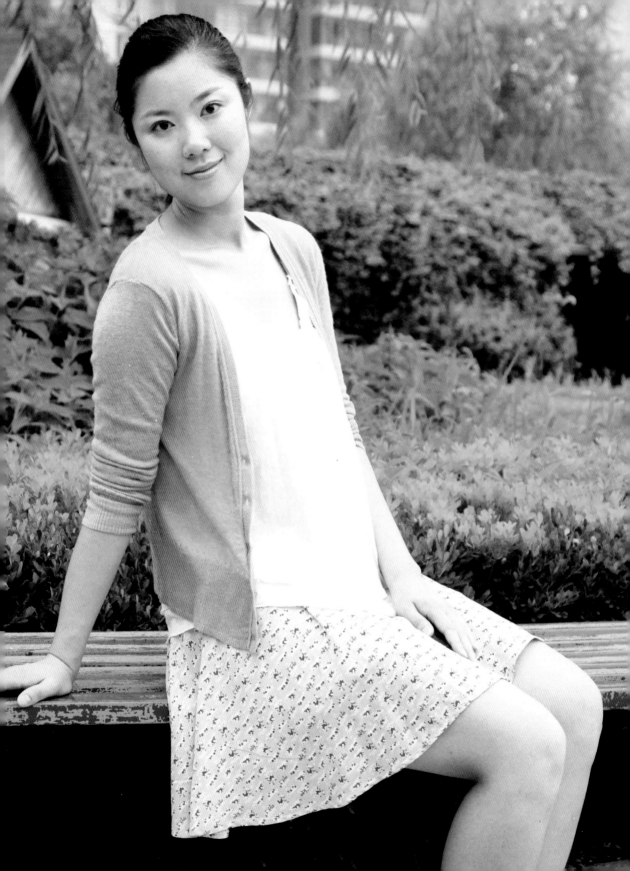

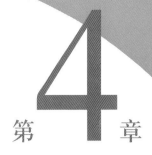

第 4 章

渐入佳境的孕3月

怀孕进入第3个月，准妈妈完全可以把所有的疑虑放下来，让自己充分享受一下孕后那种神秘的幸福感。

本月胎宝宝的发育状况

1 **身体** 胎宝宝身长增长到9厘米左右，体重增加到14克。

2 **头部** 头几乎占据了身长的大部分。面颊、下颌、眼睑及耳廓已发育成形，眼睛及手指、脚趾都清晰可辨。

3 **内脏器官** 胎宝宝正在形成肝、肋骨和皮下血管，心脏、肝脏、胃肠等也更加发达。

4 **胎盘** 到了本月末，胎盘完全形成，接下来胎宝宝就可以借由胎盘获取母亲体内的养分。

5 **生殖器** 外生殖器已发育。

本月准妈妈的身体变化

1 **身体** 从外观上看，准妈妈的下腹部还未明显隆起。

2 **子宫** 子宫已如拳头大小，在肚脐和耻骨联合之间可以摸到子宫上缘。

3 **乳房** 乳房除了原有的胀痛外开始进一步长大，乳晕更明显，颜色变深。

准妈妈可能有的感觉

1 **阴道分泌物增加** 受黄体素持续旺盛分泌的影响，阴道分泌物比平时略增多。

2 **尿频、尿急** 增大的子宫压迫位于前方及后方的膀胱和直肠，使膀胱容量减少，因此出现尿频、尿急。

本月日常保健注意事项

1. 本月仍要预防流产，准妈妈要避免过度疲劳和长途旅行，避免高强度的工作，避免大幅度和剧烈的运动。

2. 建议准妈妈少泡热水澡，偶尔泡热水澡也要注意控制水温和泡澡时间，否则很可能会发生休克、眩晕或虚脱。

3. 由于阴道分泌物增多，准妈妈一定要保持私密处的干净清爽，避免交叉感染等。

4. 准妈妈要注意控制体重，整个孕期体重增加总量控制在9～12千克为好。

本月饮食注意事项

本月准妈妈应重点补充镁和维生素A。镁摄入不足会影响胎宝宝以后的身高、体重和头围大小；维生素A对胎宝宝皮肤、胃肠道和肺部发育非常重要。

准妈妈在孕期最好不要吃冰镇的食物，尤其在孕早期，以免伤及脾胃。

为防止便秘，准妈妈应该多吃一些富含膳食纤维的食物，如新鲜水果和蔬菜、豆类等。

本月运动时注意事项

运动前可以先做一些骨盆收缩运动，但应尽量将膀胱里的尿液排出。

静坐能改善因怀孕带来的心理压力，进而使胎宝宝的身心更为健康。静坐时，尽可能解开身上的束缚，轻松舒坦地进行练习。

本月准爸爸必修课

准爸爸尽量给准妈妈布置一个温馨美好的用餐环境，让准妈妈能胃口大开。

跟准妈妈一起商量胎教方案，让准妈妈时刻感受到准爸爸给予她和宝宝的爱。

准爸爸该学习如何给准妈妈测量宫高了。

⊙ 第一次孕期全面检查

准妈妈在孕12周开始就应该进行孕期检查了。由于此时已经进入相对稳定的阶段，医生会给准妈妈办理"孕妇健康手册"，以后每次检查后医生都会把检查结果、建议、用药等情况登记在上面以备日后参考。

基本情况登记

在正式检查前，医生会就准妈妈的一些基本情况作一个了解和登记。

基本情况包括：准妈妈的年龄、职业、饮食习惯、精神状态以及既往病史等。这些信息可以帮助医生在必要的情况下给准妈妈提供合适的帮助。

身体状况检查

医生还需要了解准妈妈目前的身体状况，需要检查心脏、肺，测量动脉血压、称体重等。血压如果异常升高，应注意有妊娠高血压综合征的可能。

另外，还会做尿液检查，检查尿液里是否含有蛋白和糖分。尿液检查是每个月都要做的。

检查准妈妈的身高、体重。通过体重的变化，了解胎宝宝的发育情况。

妇科检查

妇科检查包括：

• 测量腹围和宫高。了解胎宝宝的成长情况，异常增大提示有羊水过多或有双胞胎可能。

• 妇科窥镜检查。了解阴道、宫颈情况，排除准妈妈的生殖器官发育异常。

• 妇科内诊。检查分泌物的清洁度，发现感染及时治疗；并查清子宫大小、位置、胎位等。

• 乳房检查。了解乳腺发育情况，利于在产前帮助准妈妈纠正乳头凹陷等问题。

医生会开化验单要求准妈妈查一下血。第一次抽血会比较多，主要是查血红蛋白，判断准妈妈是否贫血；检查血型，如果丈夫为A型、B型或AB型血，准妈妈为O型血，生出的宝宝有ABO溶血的可

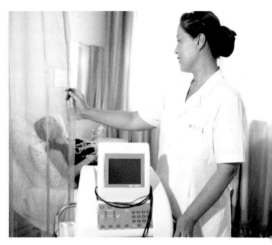

能，需要相应地做进一步的检查。此外还包括肝功能、肾功能等的检查。

第一次B超

如果在怀孕2个月时没做过B超，这次就需要做。

B超主要是听宝宝心跳，确定胚胎的数量，看是单胎还是双胞胎；确定是否为宫外孕；胎宝宝是否发育正常；对月经不准的准妈妈还可以根据胎宝宝发育情况把怀孕的精确时间计算出来。

⊙ 安胎不可盲目从事

怀胎十月对准妈妈来说是一个漫长而艰苦的生理过程，是孕育希望和喜悦的过程，可是也可能会遭遇阴道流血等流产"红灯警告"。这就需要准妈妈为了确保自己及胎宝宝能顺利度过孕期及分娩而进行必要的安胎。

什么时候需要安胎

准妈妈在怀孕早期如果发现阴道有少量出血，时有时无，血色鲜红或者淡红，伴有轻微的下腹痛、腰酸下坠感等症状时，必须立刻就医，经过专科医生检查后，在医嘱的指导下进行安胎，切不可盲目自行安胎。

安胎宜卧床静养

当出现先兆流产症状的时候，最好的方法是卧床休息。多卧床休息，不仅可以调养自己的身体，也可以让胎宝宝多吸取一些养分，让他的体重再多增加一点、各个器官发育更完善，直到"瓜熟蒂落"时。

放松心情也是不错的安胎方法，避免过度的紧张和焦虑。

了解安胎治疗的方法

黄体酮具有保证胚胎发育、维持妊娠、抑制子宫平滑肌收缩、降低子宫紧张度的作用，因此，在怀孕早期，对孕激素分泌不足的准妈妈，医生可能会考虑使用黄体酮保胎，或肌肉注射绒毛膜促性腺激素治疗；补充维生素E、维生素C及适量的吸氧有助于维持胚胎的发育。

进行相应的饮食调养

当准妈妈发生阴道流血时，可根据不同的症状进行相应的饮食调养。阴道出血量少而色淡的时候，可以用母鸡加阿胶、陈皮适量炖服，但胃口不好，便溏或者腹泻者却不宜多吃；腰酸、腰痛明显的可用猪腰加杜仲、桑寄生适量熬汤喝；面色苍白或者萎黄、心慌、失眠者可用首乌或者桂圆适量，煮鸡蛋糖水，睡前进食为佳；胃口差，便溏者，可以用怀山、莲子等煮粥喝；口干咽痛、口臭便秘时可以用玉竹麦冬煮汤喝。总之，应在医生指导下按体质选用饮食。

养血安胎汤

原料：

肉鸡1只，石莲子、川续断各10克，菟丝子、阿胶各15克，姜2片，瘦肉100克，红枣5个。

制作过程：

1 将肉鸡剖洗干净，瘦肉切片，放入滚水中煮3分钟，取出洗净，待用。

2 把石莲子、川续断、菟丝子同放入煲汤袋中，再放入煲内，加清水800克煲30分钟，取汁待用。

3 将肉鸡、瘦肉、阿胶、姜片、红枣及药汁放入炖盅内，隔水炖3小时，放入调料拌匀即成。

推荐理由：

此汤味道稍苦，具有养血安胎的作用。准妈妈若有习惯性流产，怀孕后食欲不振、腰痛或下腹坠胀等现象，不妨一试。

孕育小百科

当出现流产征兆时，可以适当服用一些保胎药，但切忌滥用。因为保胎药并非多多益善，必须先经医师检查诊断，在医师的指导下使用。

⊙ 科学合理补钙

现在，准妈妈恶心、呕吐的现象已经减轻很多了，这正是补充营养的好时机。其中，尤其要重视对钙的合理补充。

缺钙的危害

准妈妈在孕期缺钙，会造成骨骼中的钙大量释出而引起多种病症，如腰腿痛、小腿抽筋、下肢水肿、关节痛、背痛、倦怠乏力，严重时可引起骨质疏松、骨质增生、骨盆畸形、牙齿松动等疾病。

缺钙对胎宝宝的发育影响也很大。怀孕初期钙的摄入对胎宝宝的牙齿发育起着重要作用。牙齿虽要在出生后6~7个月才会萌出，但其实它的发育从胚胎第6~7周就开始了。孕早期缺钙就会影响胎宝宝牙齿基质的形成和钙化过程，进而影响以后的牙齿。

胎宝宝得不到足够的钙，出生后很容易发生新生儿先天性喉软骨软化病，对宝宝的健康十分不利。更为重要的是，胎宝宝摄钙不足，出生后还极易患佝偻病，表现为颅骨软化、方颅、前囟门闭合异常、肋骨串珠、鸡胸或漏斗脑等。还可能造成宝宝免疫力低下。

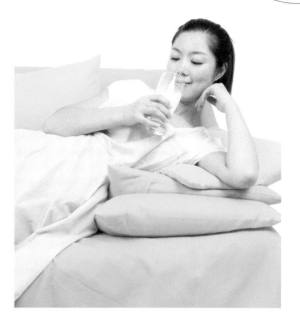

补钙也要科学

补钙也要科学地补。一般来说，吃钙片的时间应选择晚上睡觉前，白天则要注意晒太阳和运动，以促进钙的转化和吸收。还有，补钙过多并不像某些传闻中所说的会使胎头过硬，因为机体有自我调节的功能，过多的钙会通过尿液和汗液排出体外。所以，准妈妈不用太担心自己补钙的量。

通过食物补钙

每天喝250毫升鲜牛奶或者酸奶，就可以提供250毫克钙，再加上其他食物中提供的钙以及多晒太阳，一般能够满足机体每天对钙的需求，无需额外补充钙剂。准妈妈每天可以吃一些虾皮、腐竹、黄豆以及绿叶蔬菜等钙含量丰富的食物。

在补钙的同时应适量补充维生素D，维生素D能够促进钙的吸收。每天只要在阳光充足的室外活动半小时以上，就可以合成足够的维生素D，以促进身体对钙的吸收。而钙服用过量反而会引起食欲减退、乏力、心律不齐、恶心、呕吐等不良反应。

⊙ 预防食物过敏

如果准妈妈在孕期食用了导致过敏的食物，不仅可能会导致流产，严重的过敏反应还有可能导致胎宝宝畸形。

怎样判断自己对某种食物过敏

准妈妈如果在食用某种食物后发生全身发痒、荨麻疹、心慌、气喘，或腹痛、腹泻等现象，应考虑到是否对某种食物过敏。

准妈妈如果不确定自己是否属于过敏体质，可以到医院做相关的食物过敏诊断，以提前防范。

常见的致敏性食物

致敏性食物很多，常见的大概有以下几类：

· 花生及花生制品，如花生酱、含花生的饼干等。

· 甲壳类产品，如虾、蟹等，其主要致敏源是存在于肌纤维中的一种原肌蛋白。

· 鱼类，包括淡水鱼和海水鱼。

· 蛋类及蛋类制品。主要致敏源是溶菌酶、卵清蛋白、卵黏蛋白等。

· 乳类及乳类制品，如牛奶、酸奶等，主要致敏源是乳球蛋白、乳清蛋白、牛血清白蛋白等。

怎样预防食物过敏

目前已知的可引起过敏的食物有很多，准妈妈以前如果对某种食物过敏，最好孕期就不要食用了。

· 不要吃过去从来没吃过的食品，也不要食用已经变质或发霉了的东西。

· 现在吃的一些食物，如果引起了身体的一些过敏反应，应该立刻停止食用。

· 一些容易引发过敏的食物不要吃，因为怀孕前不过敏的食物，怀孕后随身体的变化也可能发生过敏。如虾、蟹、贝壳类食物及辛辣刺激性食物。

· 少吃异性蛋白类食物，如动物肝脏、肾脏等。

如何避免过敏体质的遗传

要避免将过敏体质遗传给宝宝，就要做到在孕期不食用可致过敏的食物，还要禁止吸烟，避免早产。

过敏体质的准妈妈可适当吃一些富含维生素C、ω-3脂肪酸的食物，如秋刀鱼、鲑鱼、沙丁鱼、亚麻子油等，来抑制身体的过敏反应。并在哺乳期延长母乳喂养，建议不少于一年，在哺乳期避免食用花生等易致敏食物。

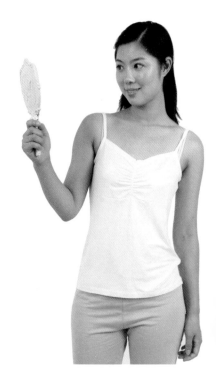

⊙ 准妈妈应该少吃的食物

在日常饮食中，有些食物可能准妈妈非常爱吃，在生活中也经常能见到，但是它们食用不当会对准妈妈和胎宝宝造成伤害，所以准妈妈在日常生活中一定要注意少吃或不吃这些食物。

食用土豆要小心

土豆是公认的营养丰富的食物。土豆的蛋白质中含有18种人体所需的氨基酸，是一种优质的蛋白质。土豆中维生素B_1的含量，也居常食蔬菜之冠。但是，准妈妈在食用土豆时却要格外小心。因为，土豆中可能含有龙葵素，这一毒素较为集中地分布在土豆发芽、变绿的部分。准妈妈如果不慎食入发芽或腐烂的土豆，就会吸收进龙葵素。龙葵素不仅有溶血作用，还会麻痹运动和呼吸中枢，刺激胃黏膜，严重的可导致呼吸中枢麻痹而死亡。更重要的是，龙葵素与雄激素、雌激素、孕激素等性激素结构相近，长期大量食用，其中大量的生物碱并不会因水浸、蒸、煮等烹调而减少，而是会蓄积体内，对有遗传倾向并对生物碱敏感的准妈妈产生不利影响。因此，准妈妈应注意不要过量地食用土豆，特别是发芽或外皮发绿的土豆。

少吃桂圆防上火

桂圆营养丰富，常常被大家当做补品食用，但怀孕期间应该少吃或不吃。

桂圆性热，而准妈妈往往怀孕后阴血偏虚，阴虚产生内热，再食用桂圆会热上加热，造成大便干燥，口舌干燥而导致胎热，不但不能保胎，反而可能因内热出现阴道出血、腹痛等先兆流产症状。

腌制食品不要吃

准妈妈不宜食用腌制食品，一是孕期容易

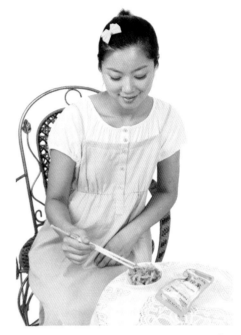

患妊娠高血压，腌制食物含有大量的盐分，是高血压的诱导因素，长期食用对健康也很不利；二是腌制食物中含有大量的亚硝酸盐，长期食用容易发生亚硝酸盐中毒，对胎宝宝也有一定的影响。

不宜吃山楂

准妈妈在面对恶心、呕吐、食欲不振等反应时，喜欢吃一些酸甜味的食物。山楂酸甜可口，并有开胃消食的作用，是人们喜欢的果品。但是，山楂对子宫有一定的兴奋作用，可促使子宫收缩。如果准妈妈大量食用山楂及山楂制品，可能造成流产。因此，有过流产史或有先兆流产的准妈妈，应忌食山楂。

细心耐心，做个称职准爸爸

⊙ 帮助准妈妈减少痛苦

准爸爸需要多关心和体贴准妈妈，力所能及地帮助准妈妈减少痛苦，获得轻松。要有意识地学习怎样做一个好丈夫、好父亲。

稳定准妈妈的情绪

怀孕以后，由于早孕反应和日益沉重的身体负担，生理上和心理上都会发生很大变化。准妈妈往往感情脆弱，爱

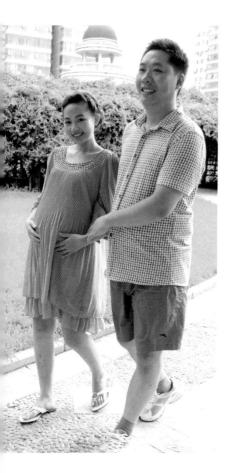

生气，或为一些小事哭闹，发脾气。如果准妈妈妊娠反应剧烈，吃不好睡不好，感到很委曲，向准爸爸哭诉时，准爸爸一定要注意自己的一言一行，千万别争吵、别气恼、别责备，应该用亲昵爱抚的动作来表达理解和同情。当准妈妈情绪稍稳定后再用语言宽慰，一定会让准妈妈很开心的。

当然，为了让准妈妈情绪稳定，准爸爸自己首先要保持平静的心态，不要把自己的不快，毫无保留地全盘托出，更不要把外面的气撒在准妈妈身上，也不要把自己的脸变成"寒暑表"，一会儿晴一会儿阴。为了让准妈妈情绪保持最佳，准爸爸除了要有男人的阳刚之美，还要多一些温柔，经常同准妈妈谈心，编故事，讲笑话……使准妈妈的精神生活充满阳光，胎宝宝也会从中受益。

让准妈妈有个好胃口

怀孕的准妈妈一个人要负

担两个人的营养及生活，非常劳累。如果营养不足或食欲不佳，不仅使准妈妈体力不支，而且严重地影响胎宝宝的智力发育。所以准爸爸要关心准妈妈孕期的营养问题，尽心尽力当好准妈妈和胎宝宝的"后勤部长"。

孕早期有些准妈妈由于有妊娠反应，闻不了油烟味，这时候准爸爸应该多进厨房了。做饭的时候要打开抽油烟机，关上厨房门，减少油烟味的散发。应变换膳食花样，做一些清淡可口、富有营养的饭菜。如果准妈妈早晨呕吐，应该让她吃些饼干、面包等容易消化的食物，少量多餐。要鼓励准妈妈多吃蔬菜、水果、牛奶、汤类等含水分多的食物，以补充因呕吐失掉的水分。

准妈妈长时间和冷水打交道，身体着凉会导致流产，化学清洁剂也不利胎宝宝的发育，所以刷碗的工作准爸爸也应多承担。

⊙ 主动参与胎教

传统的观念中，总认为胎教是准妈妈一个人的事，准爸爸常常置身事外。但最近有一项研究报告指出：胎宝宝对男性低频率的声音比对女性高频率的声音更敏感。准爸爸参与胎教能让准妈妈感觉受到重视与疼爱，胎宝宝也能感受到愉快的心情，因此准爸爸在胎教中所扮演的角色非常重要。

确立"双爱"观

准爸爸除了对准妈妈从心理上体贴、精神上抚慰、生活上关心、工作上支持和学习上帮助之外，还要在思想意识上明确地树立爱准妈妈、爱胎宝宝的"双爱"观点，做好胎教。

与准妈妈共同商讨胎教方案

现在，社会上种类繁多的"胎教方案"不断描述着照此培养出的孩子如何"超常"、"智力超群"，多数父母不愿意让自己落伍，也纷纷解囊参加培训或买"方案"。其实这些所谓的"方案"中有一些就是打着"科学"、"专家"的旗号在进行误导，有的明显违背胎宝宝发展的自然过程，只是为了经济目的。因而，准爸爸应阅读一些科学的书籍，与准妈妈进行讨论，做到心中有数，保持冷静的头脑，结合自身的期望值，为小宝宝量身定做一个合适的胎教方案。

胎教第一，不让准妈妈受精神刺激

在整个妊娠期，准爸爸要时刻注意控制自己的情绪，并想方设法让准妈妈的情绪保持平和稳定，避免准妈妈受到愤怒、惊吓、恐惧、忧伤、焦虑等不良情绪的刺激。不要为了一些鸡毛蒜皮的小事就与准妈妈争吵，要尽量学会忍让。

即使是准妈妈做错了事，也不要大发脾气和训斥准妈妈，有话要慢慢讲，心平气和地说。当准妈妈的心情不好时，应给予耐心的解释、安慰。经常陪同准妈妈到户外散散步，观花赏景，听听音乐，以保持准妈妈体内体外环境平衡，使准妈妈始终置身于轻松愉悦的气氛之中。不要给准妈妈讲恐怖故事，不同准妈妈看恐怖、惊险的影视和悲哀的戏剧，不做准妈妈看不惯的事，不说准妈妈不愿听的话。确实做到互尊互爱，愉悦相处，胎教第一，风雨同舟。

开心乐园

一日，老公陪我去医院，在大厅里等液晶屏上出现我的名字。当屏幕上出现一个叫"臧曦曦"的患者名字时，老公大笑。我问他为何发笑，老公说："这人的家长可真厉害，怎么给她取这么个名字。名字不好听不说，'脏兮兮的'，还那么复杂，她上学考试时，自己还忙着写名字呢，别人都做完好几道题了。"

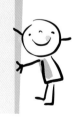

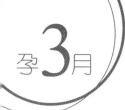
⊙ 用呼吸法提高胎教效果

在胎教过程中胎宝宝的接受能力取决于母亲的用心程度，而胎教的最大障碍是母亲持有杂乱、不安的心情。这里介绍一种呼吸法，可以在胎教训练开始之前进行，对稳定情绪和集中注意力行之有效。

运用呼吸法前的准备

进行呼吸法前，先要做好身体上的准备。对进行的场所没有过多要求，可以任意选择，既可以在床上，也可以在沙发上，或者坐在地板上。这时身体要完全放松，尽量使腰背舒展，微闭双目，手可以放在身体两侧，只要没有不适感，也可以放在腹部。衣服尽可能穿宽松点。

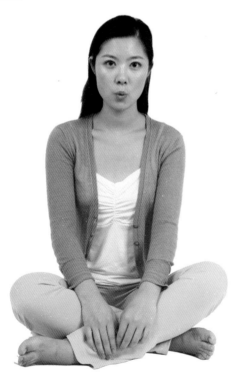

运用呼吸法的步骤

准备好以后，用鼻子慢慢地吸气，以5秒钟为标准，在心里一边数一、二、三、四、五……一边吸气。肺活量大的人可以用6秒钟，感到困难时可以用4秒钟。吸气时，要让自己感到气体被储存在腹中，然后慢慢地将气呼出来，以嘴或鼻子都可以。总之，要缓慢、平静地呼出来。呼气的时间是吸气时间的两倍。也就是说，如果吸时是5秒的话，呼时就是10秒。这样反复呼吸1～3分钟后，就会感到心情平静，头脑清醒。实施呼吸法的时候，尽量不去想其他事情，要把注意力集中在吸气和呼气上。一旦习惯了，注意力就会自然集中了。这个方法还有利于准妈妈自身情绪调整，因为这一过程有助于忘掉所有的不愉快。只有准妈妈心情好了，胎宝宝才能健康成长。

呼吸法进行的时间

在进行胎教之前，进行这样的呼吸，对增强注意力，准确地按照程序进行胎教，有很大的帮助。不仅胎教前，而且要在每天早上起床后，中午休息时，晚上临睡前，各进行一次这样的呼吸法，这样，妊娠期间动辄焦躁的精神状态可以得到改善。掌握呼吸法有利于胎教前集中注意力，能进一步提高胎教效果。

⊙ 用意念传递对宝宝的爱

怀孕3个月时，准妈妈由于生理功能的变化，很容易心情烦躁，不能很好地休息。而这个时期又是胚胎发育和各器官形成的重要时期，胚胎迅速成长，人体的主要系统和器官逐渐分化出来。意念胎教使准妈妈的心情平和，也可使胎宝宝向理想的方面发展。

意念传神

胎宝宝能敏锐地感知父母亲的思考，并感知父母亲对自己的态度。宝宝能"听懂"父母心声，感应父母赋予胎宝宝的各种信息。因此需要准爸妈有积极的生活态度并勤于思考。

多欣赏艺术品展览

在这个月里，准妈妈可以多欣赏一些艺术品展览，如参观工艺美术展览、历史文物展览、中外美术作品展览等，也可以买一些名家画册，在闲暇时间慢慢观赏品味。如文艺复兴时期出现在很多画家笔下的圣母像，画中的圣母恬静优美，给人温暖的感受，准妈妈看了更能体会即将成为母亲的幸福感。

多接受美的熏陶

准妈妈还应当多接触琴棋书画，多看看花展、科技展，多阅读一些轻松乐观、文字优美的文学作品，学习插花和刺绣等知识和操作，陶冶自己的情操，与胎宝宝进行心灵、情感的交流，这对腹中的胎宝宝会起到潜移默化的作用。

多注意修饰自己

怀孕以后，很多准妈妈常常没心思打扮自己，这是错误的做法。准妈妈还是要适度修饰自己，一方面，可以弥补因怀孕而引起的形体、肤色的改变；另一方面，也可以让自己的心情好起来，同时对胎宝宝也是一种美的熏染。

值得注意的是，传递给胎宝宝的信息应是毫无杂念的爱，不能出于自己的私欲或者某种强迫性的意念。美好的意念和坚定的信心是胎教成功的关键，把自己的爱和理想反复告诉腹中的宝宝，坚决地按照意愿去付出努力，相信一定会感动胎宝宝。

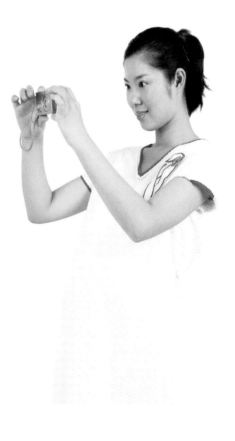

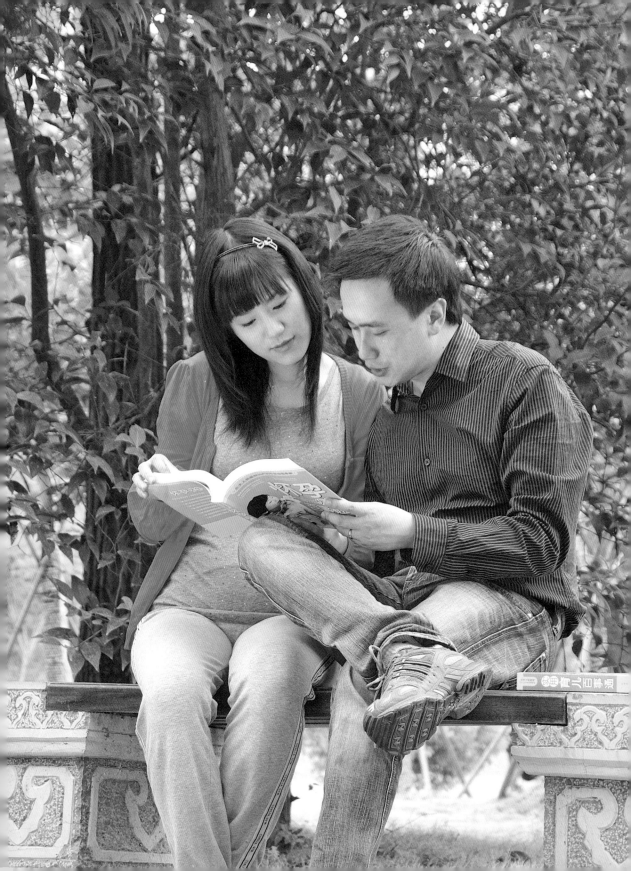

第5章

轻松快乐的孕4月

孕吐已经结束，准妈妈的心情会比较舒畅，胎盘也已经形成，流产的可能性减少许多，准妈妈和胎宝宝进入了相对的稳定期。

本月胎宝宝的发育状况

1 **身体** 胎宝宝身长约16厘米，体重约110克。

2 **头部** 胎宝宝头部大概有鸡蛋大小，整个身体几乎为3等份。大脑边缘系统开始形成。眼睛开始向前集中，听力也在发育。面部更像人的样子了。

3 **皮肤** 胎宝宝皮肤菲薄呈深红色，无皮下脂肪。头皮已长出毛发。

4 **内脏器官** 胃肠功能基本建立。

5 **四肢** 胎宝宝的四肢已经发育，腿比胳膊长。关节也开始活动。骨骼的硬度也增加了不少。

6 **生殖器** 从外生殖器已经可以确认胎宝宝的性别。

本月准妈妈的身体变化

1 **身体** 准妈妈的体重开始有所增加。从外观看，准妈妈的腹部微凸，但仍然不是很明显。

2 **子宫** 子宫已长出骨盆，宫底在肚脐与耻骨上缘之间。子宫变大导致骨盆充血，并影响乙状结肠、大肠而让准妈妈常常容易发生便秘。

3 **乳房** 乳房明显增大，乳头及乳晕变成深褐色。

本月日常保健注意事项

1 准妈妈应该选择孕妇装了，挑选孕妇装最重要的是面料，应选择质地柔软、透气性强、易吸汗、亲肤性好的衣料。

2 香水中添加了多种化学香料，而且准妈妈因为体内激素水平变化较大，平时正常使用的香水，孕期使用可能也会出现问题。所以，准妈妈应该远离香水。

3 孕中期可以说是孕期最佳性爱时期，但需要注意保证性生活卫生，动作也要温柔。

4 睡眠中上气道堵塞会影响胎宝宝的发育，即睡眠窒息可能会让胎宝宝发育迟缓。因此，准妈妈打鼾厉害的话要及时治疗。

本月饮食注意事项

孕中期一般是指怀孕4～7个月，随着早孕反应的结束，准妈妈的胃口逐渐好转，胎宝宝的营养需求也增加，准妈妈可以想吃就吃，但不能暴饮暴食。每日应摄入的食物量参考如下。

主食：包括大米、小米、玉米、小麦面粉，400～500克

蛋类：包括鸡蛋、鸭蛋等，1～2个

牛奶：200～500毫升

肉类：包括畜肉、禽肉及动物内脏和水产类，各类食物交替食用，建议多吃鱼类

蔬菜：400～500克，其中绿叶蔬菜应该占2/3。

水果：100～150克

本月运动时注意事项

运动前和运动后要喝足够的水。

运动中要注意强度，累了可以停顿一会儿，然后再做。

怀孕超过4个月后，要避免带仰卧姿势的运动。

本月准爸爸必修课

跟准妈妈一起学习孕产知识，让准妈妈更安心、更轻松地度过孕期。

如果条件允许，尽量做到护送职场准妈妈上下班。

⊙ 本月孕检重点——唐氏筛查

唐氏综合征一般占整个新生宝宝染色体病的90%。唐氏筛查的检测方法是非创伤性的，易于实施，只需要空腹12小时，抽取静脉血即可得出危险度，适宜监测时间为妊娠14周～19周。能够检测出胎宝宝是否有出生缺陷。

AFP检查

唐氏筛查又称AFP检查，是最常见的看胎宝宝是否存在缺陷的一种检测手段。AFP是指胎宝宝血清中最常见的球蛋白，其结构和功能类似于白蛋白。AFP从胎宝宝肝脏里分泌出来，会流入准妈妈的血液里。唐氏儿检查是抽取准妈妈血清，检测母体血清中甲胎蛋白（AFP）和绒毛促性腺激素（HGG）的浓度，结合准妈妈预产期、年龄和采血时的孕周，计算出唐氏儿的危险系数，它可以查出80%的唐氏儿。

如果准妈妈血液中AFP的含量过高，便表示原本应该流入胎宝宝脊髓的AFP，有许多从胎宝宝开放的脊柱流失，提示胎宝宝存在神经管缺陷；如果准妈妈血液中AFP的含量过低，胎宝宝就有可能患唐氏综合征或其他染色体缺陷。

羊膜穿刺术

年龄在35岁以上的高龄准妈妈、AFP检查结果属于高危人群的准妈妈，以及生过唐氏儿的准妈妈，应在孕中期到产科门诊做羊膜腔穿刺，抽出羊水进行绒毛及羊水细胞的染色体核型分析。

做羊膜穿刺术通常在孕15～20周，因为这时子宫已经有发育完整的羊膜及足够的羊水可供取样。做穿刺时，医生以约0.6毫米内径的长针通过B超引导，穿过准妈妈的腹部，经过子宫壁到达羊膜腔，然后抽取20毫升的羊水。培养羊水中的胎宝宝细胞，可以分析细胞的染色体以及酶的活性，由此可以用来检查染色体异常（如唐氏综合征）、基因异常，或是先天性代谢异常。

专家答疑 Q 做羊膜穿刺术造成流产的概率高吗？

A 做羊膜穿刺术有大约5%的概率可能引发流产。不过准妈妈也不用过于担心，一般来说，能施行羊膜穿刺术的医生大多经验丰富。

⊙ 警惕前置胎盘造成的危险

前置胎盘是一种非正常现象，但至今还没有预防前置胎盘的可靠方法。一旦被确诊为前置胎盘，准妈妈应严格遵守医嘱，注意休息、定期检查。平时要注意多卧床休息，避免精神紧张引起宫缩。如有腰酸、下腹坠胀及阴道出血等症状，应及时住院治疗。

什么是前置胎盘？

在正常情况下，胎盘应附着在子宫的前壁、后壁及侧壁上。但在某种情况下，如果胎盘附着在子宫颈内口的边缘，或像小帽子那样盖在子宫颈内口的上方，即被称为前置胎盘。

前置胎盘分为三类。

•完全性前置胎盘或称中央性前置胎盘，宫颈内口全部为胎盘组织所覆盖。

•部分性前置胎盘，宫颈内口部分为胎盘组织所覆盖。

•边缘性前置胎盘，胎盘边缘附着于子宫下段，不超越宫颈内口。

前置胎盘的危害

前置胎盘是导致妊娠出血的重要原因之一。妊娠期间，特别是妊娠晚期，随着胎宝宝体积不断增大，子宫下段逐渐伸展，而附着于子宫下段的胎盘并不具有伸展性，此时部分胎盘会从附着处剥离，导致出血。随着子宫下段的不断伸展，出血会反复发生，出血量也会越来越多。小量反复出血易导致贫血，大量出血则可导致休克，不及时处理，可危及母婴生命。

分娩时，由于胎盘附着在子宫下段，组织薄而脆，易导致撕裂出血。

产后，由于子宫下段收缩力弱，产后胎盘不易完全剥离，又会引起产后出血。由于反复出血，产妇常合并贫血，致使抵抗力低下，引起产后感染。

前置胎盘对胎宝宝也有较大影响。前置胎盘反复出血，容易引起早产；前置胎盘的早剥、受压可致使胎盘缺血缺氧，易引起胎宝宝宫内窒息；又由于胎盘占据子宫下段的位置，妨碍了胎宝宝头部进入准妈妈的骨盆入口，以致胎位异常。

虽然前置胎盘不能预防，但准妈妈也不必过分担心。如果针对该病的发病原因，积极避免因人流术等原因造成子宫内膜损伤，就可以大大降低该病的发生概率。此外，有统计显示，连续两次以上发生前置胎盘的可能性极小，所以有过该病史的也不必过分担心会再次发生。

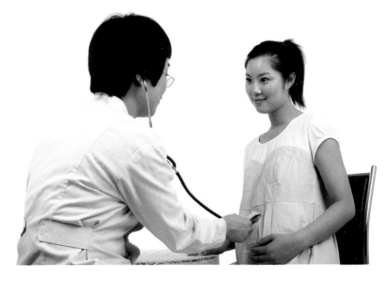

⊙ 孕期防便秘

准妈妈从怀孕第4个月开始，由于体内的激素水平发生变化，黄体酮分泌增加，使肠道的蠕动减慢；而在怀孕中后期，逐渐增大的子宫会压迫肠道，也造成排便困难；与此同时，很多准妈妈为了胎宝宝的健康成长，吃了许多富含营养的食品，食物过于精细，加上活动量不够，不断增大的子宫继而开始压迫直肠，造成胃肠的蠕动频率减弱，排便更加困难。

便秘的调理方法

便秘一直困扰着现代人，准妈妈的便秘问题尤应引起注意和防范。准妈妈应定期到医院检查，发现胎位不正应及时纠正，以免下腔静脉受压导致回流受阻而发生痔疮，给排便带来更严重的影响。在日常生活中，准妈妈需注意以下几方面。

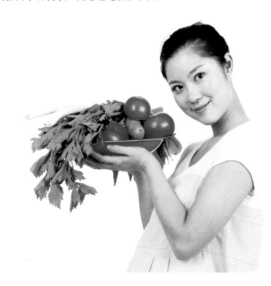

• 多喝水。尤其是每天早晨起床后，可以喝一杯温开水，润通肠道，促进排便。

• 添加蔬果杂粮。准妈妈要多食含膳食纤维多的蔬菜、水果和粗杂粮，如绿叶菜、萝卜、瓜类、苹果、香蕉、梨、燕麦、杂豆、糙米等。定时进食，切勿暴饮暴食。

• 晨起定时排便。由于早餐后结肠推进动作较为活跃，易于启动排便，故早餐后一小时左右为最佳排便时间。不要忽视便意，更不能强忍不便。更为重要的是蹲厕时间不能过长，不仅使腹压升高，还给下肢回流带来困难。最好采用坐厕排便，便后用免蹲洗臀盆清洗会阴部和肛门，既卫生又避免长久下蹲增加腹内压。

• 适当运动。适量运动可以加强腹肌收缩力，促进肠胃蠕动和增加排便动力。需要注意的是，采用揉腹按摩促进排便的方法对准妈妈来说是不可取的。

谨慎用药

谨慎服用泻药。泻药主要用于功能性便秘。一般情况下，准妈妈尽量避免服用泻药，若多日不便或排便困难的情况下，可咨询医生。

孕育小百科

刺激类泻药对肠壁产生强烈的刺激，稍微过量就会引起腹痛，甚至盆腔出血，应禁用该类泻药。膨胀性泻药内含大量纤维，能吸收水分，软化粪便，轻度刺激肠蠕动，缩短排便时间，可酌情选取。润滑性泻药刺激性相对较小，可选用。妊娠末期，准妈妈应绝对禁用泻药。

⊙ 孕中期适宜游泳运动

孕期做运动时需要十分注意运动的选择、运动的时间、运动的地点等，以免造成运动伤害。而游泳对准妈妈来说是项非常好的有氧运动，如果准妈妈身体状态良好，建议准妈妈可以适当去游游泳；准妈妈也可以在咨询医生后再确定要不要进行游泳运动。

游泳最佳时间是孕中期

孕中期，由于准妈妈和胎宝宝的情况都相对稳定，所以这时候开始游泳是最佳时期。

· 游泳让全身肌肉参与活动，促进血液流通，利于胎宝宝更好地发育。

· 游泳的能耗较大，可以让准妈妈控制自己增长更快的体重，更利于胎宝宝成长。

· 水的浮力能够减轻身体负担，从而缓解或消除准妈妈孕期常有的腰背疼痛症状，并促进骨盆内血液回流，消除淤血现象，有利于减少便秘、痔疮、四肢水肿和静脉曲张等问题的发生。

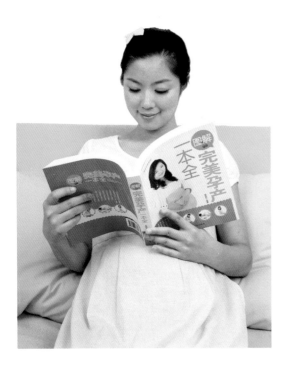

· 孕期经常游泳还可以改善情绪，减轻妊娠反应，对胎宝宝的神经系统发育有很好的影响。

· 游泳还可以锻炼准妈妈的肺活量，让准妈妈在分娩时能长时间地憋气用力，以缩短产程。研究表明，经常游泳的准妈妈大多都可以顺产。

· 游泳能改善心肺功能，促进准妈妈的血液循环，这就有利于为胎宝宝输送营养，还有助于排出胎宝宝所产生的废物。

游泳时的注意事项

· 准妈妈可以每周游1~2次，每次500米左右。不过准妈妈进行锻炼的游泳池的水质一定要符合标准，最好选择卫生条件好，人也比较少的室内恒温泳池，以免发生感染。

· 下水前要做好热身运动，上岸时要注意赶快擦干身体，防止感冒。

· 准妈妈可以每周游1~2次，每次的运动量以运动时心跳每分钟不超过130次来衡量，每次运动时间不宜超过1个小时。

· 游泳时动作不宜剧烈，不要跳水，不要仰泳。

· 在游泳时要注意更衣及休息时的卫生，不要乱走动，以免受到污染。

· 有过流产史、早产史、阴道出血、腹痛、高血压综合征、心脏病的准妈妈，在孕期要避免游泳。

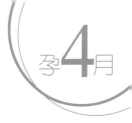

⊙ 提高营养素的摄入量

　　从现在开始，准妈妈感觉舒适多了，孕吐基本结束了，早孕反应也在慢慢消失，食欲大增。此时应该增加各种营养素的摄入量，尽量满足胎宝宝迅速生长及母体营养素存储的需要，避免营养不良或营养缺乏，造成对胎宝宝生长发育和母体健康的影响。

孕中期的营养原则

　　为了满足准妈妈自身和胎宝宝的营养需求，蛋白质每天应增加15～25克，对于其他的营养素，在孕中期也要增加摄入量。

　　胎宝宝的组织中钙、磷、锌、钾、镁等都在不断地储存，因此，增加这些营养素的摄入量也很重要。除钙之外，各种动植物食品都含有丰富的微量元素。

　　维生素也会给胎宝宝的生长带来巨大益处。日常食物中一般都含有维生素，尤其是绿叶蔬菜，所以没有必要另外再服用维生素制剂。

　　在主食方面，准妈妈应选用标准米、面，搭配摄食些杂粮，如小米、玉米、燕麦片等。一般来说，孕中期每日主粮摄入量应为400～500克，这对保证热量供给有重要意义。

　　动物性食物所提供的优质蛋白质是胎宝宝生长和准妈妈组织增长的物质基础。此外，豆类以及豆制品所提供的蛋白质质量与动物性食品相仿。动物性食品提供的蛋白质应占总蛋白质质量的1/3以上。

营养食谱推荐

　　在这个孕期新阶段，准妈妈基本上不用过多计较，只要有胃口，想吃什么就吃什么。根据这一时期的营养需求，我们向准妈妈推荐一道营养美食。

肉丁豌豆米饭

原料：

粳米250克，鲜嫩豌豆150克，猪肉丁75克，植物油25毫升，盐适量。

做法：

1 将锅置旺火上，放入油烧热，下入肉丁翻炒几下，倒入豌豆煸炒1分钟，加入盐和水，加盖煮开后，倒入淘洗好的粳米，用锅铲沿锅边轻轻搅动。

2 此时锅中的水被粳米吸收而逐渐减少，搅动的速度要随之加快，同时火力要适当减小。待米与水融合时把饭摊平，用竹筷在饭中扎几个孔，便于蒸汽上升，以防米饭夹生。再盖上锅盖焖煮至锅中蒸汽急速外冒时，转用文火继续焖15分钟左右即成。

推荐理由：

肉丁豌豆米饭富含蛋白质、脂肪、碳水化合物、钙、磷、铁、锌及维生素B_1、维生素B_2等多种营养素，对胎宝宝发育很有裨益。

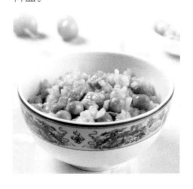

⊙ 选择食物改善遗传影响

美国的营养学家指出，准妈妈在怀孕期间通过对食物的选择，可以矫正某些遗传方面的不足，改善遗传带来的一些影响。

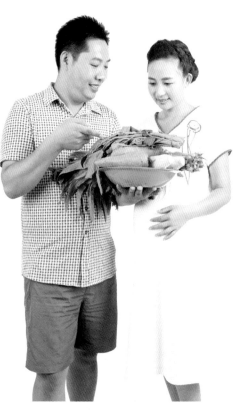

父母皮肤粗糙

准妈妈应常吃富含维生素A的食物，如牛奶、蛋黄、胡萝卜、番茄及绿叶蔬菜、水果、植物油等，维生素A能保护皮肤上皮细胞，能使日后的宝宝皮肤细腻光润。

父母头发早白、枯黄或脱落

准妈妈应经常摄食富含B族维生素的食物，如瘦肉、鱼、面包、牛奶、蛋黄、豆类、紫菜、核桃、芝麻、玉米油、水果及绿叶蔬菜，可使日后宝宝的发质有所改变。

父母个子矮

准妈妈应摄食含钙及维生素D较丰富的食物，如虾皮、大枣、蔬菜叶、蛤蜊、海带、芝麻、海藻及牛奶、蛋黄、胡萝卜等，促使日后生下的宝宝骨骼发育良好，个子相应会长高一些。

父母智力一般

准妈妈应食含碘丰富的食物，如海带及海产品，以补充胎宝宝对碘的需要，可促进胎宝宝的甲状腺合成，以利于脑的正常发育。

准妈妈多吃鱼可以使宝宝更聪明。因为鱼肉营养丰富，尤其是维生素A、维生素D更丰富，这是其他肉类所不可比拟的；鱼肉由较细的肌纤维组成单个肌群，肌群间存在相当多的可溶性成胶物质，蒸熟后水分损失10%～30%，因此更便于人体消化吸收；鱼的脂肪含量很低，只有1%～3%，并且鱼的脂肪多是不饱和脂肪酸，占80%以上，具有降低胆固醇的作用；鱼体内富含人体不能合成的不饱和脂肪酸，它可以起到预防血栓形成的作用，还可在血管壁合成前列腺素，具有扩张血管的作用，从而使胎盘的螺旋动脉扩张，改变准妈妈可能发生的胎盘供血不足现象，以便有足够的营养物质输送给胎宝宝；鱼的磷质和大量氨基酸还可对胎宝宝的中枢神经系统发育起到良好的促进作用。

父母有眼疾

准妈妈要常吃富含维生素A的食物，如鸡肝、蛋黄、牛奶、鱼肝油、胡萝卜、红黄色水果等，以促进胎宝宝眼睛发育，使日后宝宝的眼睛明亮。

⊙ 超重准妈妈饮食攻略

进入孕中期后，由于受体内激素的影响，准妈妈身体的代谢、内分泌都发生了变化，对于血压偏高、血糖异常的超重准妈妈来说，饮食一旦过量，就容易出现妊娠高血压综合征、妊娠糖尿病等并发症，到时再去控制饮食就很困难了。那么，有超重危险的准妈妈应怎样选择饮食呢？

食不厌"粗"

选择粗粮、杂粮或混有粗粮、杂粮的米面制品作为主食，可以让食物在胃中消化时间延长，增加饱腹感，让准妈妈不会总是感到饿。超重的准妈妈体内胆固醇的代谢也会有些障碍，粗纤维可以促进胆固醇的代谢。早餐吃些煮麦片，或是啃个玉米棒；在米饭中掺些小米、玉米粒等都是不错的选择。

挑精去肥

瘦肉、去皮的家禽、鱼虾中，会引起肥胖、动脉硬化的饱和脂肪含量都较少，可以适当食用。一餐中食用半块大排、4只虾、1～2块豆腐干，既能保证营养需求，又不会引起肥胖。

多吃蔬菜

蔬菜体积大，可以在胃里多占一些位置，让准妈妈提早感觉吃饱了，不会无节制地吃下去。而且蔬菜营养丰富，尤其富含维生素，可以尽可能多地满足准妈妈和胎宝宝的需求。

选对烹调油

挑选必需脂肪酸含量丰富的烹调油，如橄榄油、野茶油，既补充了必要的脂肪，又可以软化血管，帮助体内多余脂肪排出体外。

合适的奶和奶制品

脱脂或低脂的牛奶和奶酪、无糖低脂的酸奶等，都是超重准妈妈的最佳选择，既补充了钙，又能拒绝多余的脂肪和糖。

巧吃水果

挑选含糖少的西红柿、黄瓜代替水果，一样可以补充维生素和矿物质。

不要贪吃巧克力

怀孕时准妈妈可以吃巧克力，但是不能吃得过多。尤其是使用代可可脂制作的巧克力，其中的代可可脂属于反式脂肪酸，被称为"慢性杀手"，应尽量少吃或不吃。

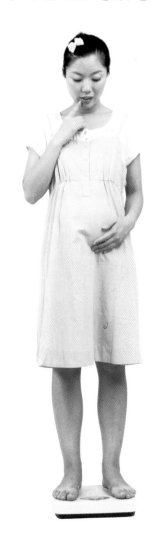

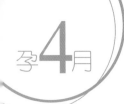

细心耐心，做个称职准爸爸

⊙ 创造良好的胎外环境

到了怀孕第4个月，许多准爸爸可能由于工作或家庭的缘故，渐渐对准妈妈的关怀少了，不耐烦了，从而引起准妈妈的抱怨。有的准爸爸还因为在工作上受气了，回家后不看对象，胡乱发火，让怀孕中的准妈妈情绪恶化，严重的还会影响到夫妻感情。因此，在这一时期，做准爸爸的要一如既往地给准妈妈以爱护和关怀，给准妈妈讲个故事、说个笑话、猜个谜语，以活跃生活，营造欢快的生活氛围。

良好胎外环境很重要

英国产科学界研究证明，夫妻吵架，对胎宝宝产生的不利影响比准妈妈患有高血压病所造成的影响大6倍，可见准妈妈的情绪对胎宝宝的影响之大。

准妈妈妊娠4个月时，胎宝宝大脑中枢内控制本能、欲望、心理状态的间脑或旧皮质部分已经形成，夫妻吵架时，

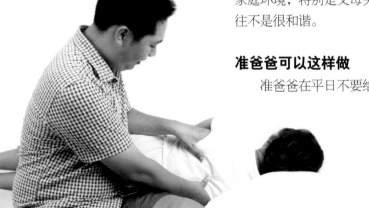

如果用超声波来观看胎宝宝，可发现胎宝宝具有一些异常行为。这是因为当准妈妈情绪不稳定时，其间脑的激素就会发生变化，这时会通过准妈妈的血液，经由胎盘流入胎宝宝血液中，再进入胎宝宝的间脑，使之受到刺激，从而让胎宝宝的行为产生变化。这种刺激的反应，对出生后的宝宝影响甚远。一般来说，脾气较暴躁的孩子，其在母亲体内孕育时的家庭环境，特别是父母关系往往不是很和谐。

准爸爸可以这样做

准爸爸在平日不要给准妈妈太大压力，努力为准妈妈创造一个良好的胎外环境。

准妈妈怀孕已经到了孕中期，情况比较稳定的话，如果准妈妈不愿意，可以先不让老人过来照顾，毕竟对准妈妈来说，两人世界会让她更放松。

另外，准爸爸可以利用一些有益于准妈妈身心健康的方法，例如帮妻子按摩、散步、共同做胎教、听音乐会等，来缓解准妈妈孕期的压力。

即使准爸爸最近比较烦，工作压力大，作为老公，也要理解为此埋怨自己的妻子。对女性来说，怀孕是个特殊的阶段，她在这个阶段想要点儿小小的特权并不是过分的要求。更有可能的原因是，她只是想要享受来自于准爸爸的宠爱和关注。其实，这时候准爸爸的嘴巴应该更甜一些，行动上更主动一些。

⊙ 理解准妈妈的"性"担忧

准妈妈在怀孕期间的性欲会大大减弱，这是因为，怀孕带来的疲惫，使这一时期的女性性欲低下，从而无心去顾及性生活。为此，准爸爸对准妈妈应有足够的理解，准爸爸应采取多种多样的方式，让准妈妈尽可能地找回失去的性欲，这样，夫妻之间才能真正得到满意的性生活。

适度的性生活有益于健康

粗暴的性生活往往会造成不良的后果，特别是准妈妈子宫增大的时期。准爸爸的动作应保持平稳。注意体位很重要，可以选择一些合适的姿势，以不会压迫腹部，减轻准妈妈的运动幅度为宜。

过有节制的性生活

怀孕中期(孕4～7月)胎盘已经形成，子宫逐渐增大，这个时期最重要的是维护子宫的稳定，保护胎宝宝的正常环境。如果性生活次数过多，用力比较大，压迫准妈妈腹部，胎膜就会早破。脐带就有可能从破口处脱落到阴道里甚至阴道外面。而脐带是胎宝宝的生命线，这种状况势必影响胎宝宝的营养和氧气，甚至会造成胎宝宝死亡，或者引起准妈妈流产。即使胎膜不破，没有发生流产，也可能使子宫腔感染。重症感染能使胎宝宝死亡，轻度感染也会使胎宝宝智力和发育受到影响。因此，妊娠4～6个月时，虽不严格限制性生活，但也要有所节制。

妊娠中期的性生活以每周1次为宜。

注意清洁

性生活前准爸爸必须清除包皮污垢。准妈妈怀孕后，由于激素的影响，使阴道内的糖原增多，妊娠期阴道内的化学变化非常有利于细菌的生长和繁殖。因此，在进行性生活时，准爸爸务必将包皮垢及龟头冲洗干净，以避免妻子的阴道遭受病原微生物的侵袭，否则容易诱发宫内感染，甚至可能因此而危及胎宝宝的生命。

总之,妊娠中期可适度地进行性生活，这也有益于夫妻感情的维护和胎宝宝的健康发育。国内外的研究表明：夫妻在孕期恩爱与共，生下来的孩子反应敏捷，语言发育早而且身体健康。

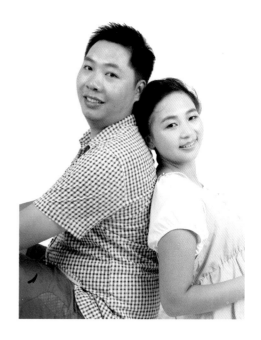

孕育小百科

妊娠期的性生活应该建立在情绪胎教的基础上。所以，舒心的性生活能充分地将爱心和性欲融为一体，可以促进夫妻的恩爱，使准妈妈的心情愉快，情绪饱满。

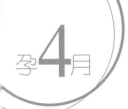

科学胎教，贵在坚持

⊙ 做好宝宝的语言胎教

准妈妈妊娠第4个月，胎宝宝已经产生了最初的意识，不仅准妈妈胸腔的振动可以传递给胎宝宝，而且准妈妈的说话声也可以被胎宝宝听到。准妈妈或家人用文明、礼貌、富有哲理的语言，有目的地对子宫中的胎宝宝讲话，给胎宝宝的大脑新皮质输入最初的语言印记，以便为后天的学习打下基础，这便是所谓的语言胎教。

朗诵抒情法

在音乐伴奏与歌曲伴唱的同时，朗读诗或词以抒发感情，也是一种很好的胎教音乐形式。在一套胎教音乐当中，器乐、歌曲与朗读三者前后呼应，优美流畅，娓娓动听，达到有条不紊的和谐统一，具有很好的抒发感情的作用，能给准妈妈与胎宝宝带来美的享受。

然而时下许多准妈妈进行朗诵抒情法胎教时，直接把录音机、收音机等放在肚皮上，让胎宝宝自己听，这是不正确的。因为此时胎宝宝的耳蜗虽说发育趋于成熟，但仍然很稚嫩，尤其是内耳基底膜上面的短纤维极为娇嫩，如果受到高频声音的刺激，很容易受到不可逆性损伤。

对话胎教法

准妈妈或者是准爸爸，通过动作、声音和语言与胎宝宝对话，是一种非常有益的胎教手段。但每次时间不宜过长，一般以3～5分钟为宜。对话可随时进行，例如每次当准妈妈在吃早餐时，可深吸几口气让胎宝宝也闻一闻，并告诉胎宝宝："妈妈吃的是鸡蛋，好香啊！"等等。这样每天定时或不定时地和胎宝宝讲话，互相沟通一下信息，不仅可以增添小家庭的欢乐和谐气氛，对胎宝宝的正常发育也有颇多好处。随着胎宝宝月份的增长，对话内容可以灵活调节和增减。

父母的哼唱

准妈妈或准爸爸亲自哼唱几首自己喜爱的抒情歌曲或优美而富有节奏的小调、摇篮曲等，会收到十分满意的效果。特别是准妈妈在唱歌时，产生的物理振动、和谐而又愉快的情绪，使胎宝宝从中得到感情上和感觉上的双重满足。哼唱时心情要轻松愉快，富于感情。

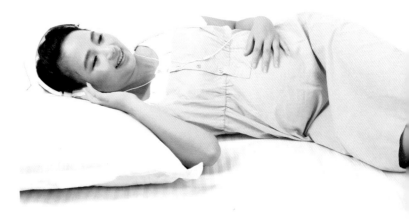

⊙ 开始抚摸胎教

在怀孕中后期，准妈妈经常抚摸一下腹内的胎宝宝可以激发胎宝宝运动的积极性。等到有胎动后，准妈妈还可以感觉到胎宝宝腹内活动后发回来的信号。这是一种简便有效的胎教运动，值得每一位准妈妈积极采用。

抚摸胎教，从现在开始

正常在第4个月以后胎宝宝就开始活动了，其活动项目丰富多彩。准妈妈通过对胎宝宝的抚摸，沟通了母子之间的信息，并且也交流了感情，从而激发胎宝宝运动的积极性，可以促进出生后动作的发展。如翻身、爬、坐、立、走等动作，都可能比没有经过抚摸胎教而出生的婴儿要早一些。

来回抚摸法

准妈妈可以给胎宝宝做来回抚摸法。具体方法：准妈妈在腹部完全松弛的情况下，用手从上至下、从左至右，来回抚摸。同时，在心里要想象着，自己的双手正爱抚在可爱的小宝宝身上，使自己有一种喜悦和幸福感，并深情地默想："小宝宝，妈妈真爱你""小宝宝真舒畅"等。

抚摸的注意事项

做抚摸胎教时动作宜轻，时间不宜过长，一般控制在2~5分钟。抚摸胎宝宝之前，准妈妈要避免情绪不佳，应保持稳定、轻松、愉快、平和的心态，同时应排空小便。进行抚摸胎教时，如能配合对话胎教和音乐胎教等方法，效果会更佳。

⊙ 心理胎教法

在各种调整身心的方法里有一种就是清静法。这种方法不仅可以起到胎教的效果，还可以对分娩过程和产后休养等环节产生很大的帮助。

清静法需坚持练习

清净法包括清静操、冥想。准妈妈坚持使用清静法不仅对胎教有好处，也会对分娩有帮助。清静法要练习一个月以上才能够看到效果，所以最好从怀孕第16周起一直练习到分娩。准妈妈每天应该练习30分钟到1小时，但也可以根据自己的身体状态适当选择。

促进了与胎宝宝的交流

胎教的出发点就是与胎儿的交流，因此在任何形式的胎教当中，都应该重视与胎儿进行交流。清静法可以引导准妈妈的身心，使准妈妈和胎宝宝之间很快建立起自然的、深层次的交流，并对胎宝宝的品性以及大脑功能的发展提供帮助。

提高顺产的概率

许多练习清静法的准妈妈在分娩时都只经历了很少的痛苦。实际上，清静操中的呼吸法和松弛法可以促进大脑当中氨多酚的分泌，这不仅能够减轻疼痛，还能加速分娩过程，这样一来阵痛的时间也就自然缩短了，准妈妈在分娩时就能够很自然地做到顺产。

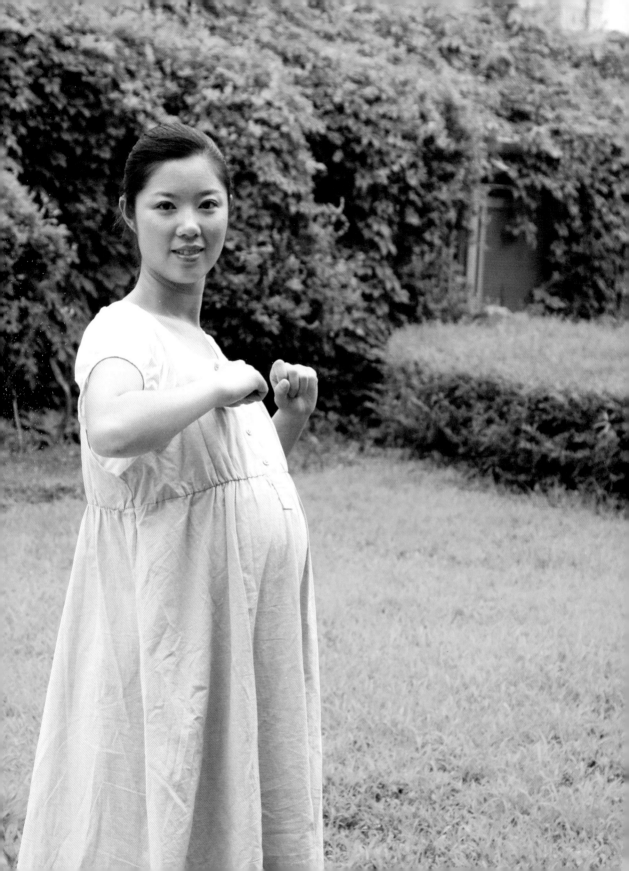

第 6 章

"孕味"十足的孕5月

这个月，准妈妈的腹部更加隆起，形体变得有点儿笨拙，所以出行时要特别小心。从这个月起准妈妈将会明显感到胎宝宝在活动。

本月胎宝宝的发育状况

1 **身体** 胎宝宝身长约为25厘米，体重为320克。

2 **头部** 头的大小约为身长的1/3，鼻和口的外形会逐渐明显，而且开始长头发与指甲。

3 **耳部** 内耳区负责传递声音的"蜗牛壳"已经完成，可以感觉到声音。

4 **胃部** 胃中已产生可制造黏液的细胞，并会喝下少许羊水。

5 **四肢** 手指可以单独地动作，会吸吮手指，会用脚踢子宫壁等。

本月准妈妈的身体变化

1 **身体** 准妈妈最少增加了2千克体重，有些也许会达到5千克。腹部凸出，尽显"孕味"。

2 **子宫** 准妈妈的腹部已经相当突出，宫高14～18厘米，子宫底已在耻骨联合与肚脐之间。

3 **胎盘** 由于胎宝宝的不断增大，胎盘中激素的生成量也日益增加。

准妈妈可能有的感觉

1 **身体较舒适** 这一阶段身体状况良好，恶心、疲劳感已完全消失。

2 **视力变差了** 许多准妈妈都会发生视力改变的现象，不过等到了产后，眼球的形状及视力便会恢复。但若是视力迅速明显地改变，通常是高血压的征兆，必须立刻就医。

3 **韧带疼痛** 在怀孕第5个月，由于子宫变大，子宫周围组织的负荷也更重，当准妈妈突然改变姿势时，就会感到这种韧带牵拉的疼痛。

本月日常保健注意事项

1 这段时间流产的危险小了，但准妈妈也不可掉以轻心，依然要在生活细节和生活习惯上谨慎对待。

2 孕期托腹带的使用应该因人而异，准妈妈可以咨询医生意见，再决定自己是否需要使用托腹带。

3 准妈妈居室的温度应保持在20～22℃。

4 坐着工作的准妈妈如果腿脚已经出现水肿，可以在办公桌下放一张小凳子垫脚，并且可以经常按摩一下自己的小腿。

5 孕中期是准妈妈旅游出行的最佳时间，可以制订一个合适的旅游计划，放松自己的身心。

本月饮食注意事项

钙的补充应贯穿整个孕期，但进入本月以后，胎宝宝的骨骼和牙齿生长得非常快，所以对钙的需求就大幅度增加，每天需补充1000毫克钙。

胃口好的准妈妈要注意控制体重，不可不加限制地进食或暴饮暴食，以免造成自身肥胖或使胎宝宝成为巨大儿。

本月运动时注意事项

做瑜伽可以缓解孕期不适，但不是每个人都适合做，做前一定要听听医生的意见。

睡前做做体操，可以让准妈妈更容易入睡。

本月准爸爸必修课

不是有了宝宝就一定能成为合格的爸爸，准爸爸应该不断充实自己，在各方面给予准妈妈和胎宝宝关爱。

准爸爸可以帮助准妈妈做做小腿的按摩，缓解准妈妈这一时期的腿部水肿问题。

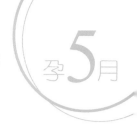
安胎养胎，放心孕产

⊙ 防止胎宝宝发育迟缓

凡在怀孕期间有妊娠并发症，或有过不良分娩史的准妈妈，如发现胎宝宝大小与妊娠月份不相符合，应请医生检查，看胎宝宝在宫内是否存在发育迟缓，并根据医生的建议及时采取有效的措施，来应对这一问题。

判断胎宝宝的生长状况

除了测量子宫底高度和分析准妈妈体重增加情况以外，医生有更可靠的方法，来判断胎宝宝的生长状况，如用超声波检查胎宝宝坐高、胸部、胎头大小等。另外，推算胎宝宝体重，也是比较可靠的方法。如果胎宝宝宫内发育迟缓，经检查没有先天性疾病，应给予及时的治疗。

准妈妈的营养决定胎宝宝的发育

胎宝宝宫内生长发育的好坏与准妈妈的营养密切相关。如果准妈妈营养摄入不足，可使胎宝宝在母体内生长停滞，发生宫内生长发育迟缓，也就是说胎宝宝的大小与妊娠月份不相符合，低于胎龄平均体重。这种胎宝宝不但体重低，生长迟缓，机体各个方面的发育也未达到其应有的状态。分娩后，新生宝宝死亡率较正常

儿高8～10倍，能存活者也常体弱多病。

准妈妈的营养特别是热量、蛋白质摄入不足，是造成胎宝宝宫内生长发育迟缓的主要原因。其他原因还有：宫内感染、中毒、辐射或畸形；准妈妈有慢性高血压、心脏病、妊娠高血压综合征等情况。

防止胎宝宝发育迟缓的措施

凡有妊娠合并症、不良分娩史的准妈妈，如发现胎宝宝大小与妊娠月份不相符合，应

请医生检查，诊断胎宝宝是否为宫内发育迟缓。如果胎宝宝宫内发育迟缓，经检查没有先天性疾病，应给予及时的治疗。通常以下措施会较为有效。

• 准妈妈要增加间断性休息和左侧卧位休息，使全身肌肉放松，减低腹压，减少骨骼肌中的血容量，使盆腔血容量相应增加。

• 增加营养，摄入高蛋白、高热量饮食，严禁烟酒。

• 积极治疗并发症，如有贫血应尽早纠正。

• 如有条件应每日给准妈妈吸2～3次氧，每次1小时。

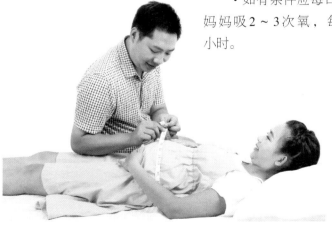

⊙ 好习惯让准妈妈、胎宝宝都健康

不论是为了自己，还是为肚子里的胎宝宝着想，准妈妈一定要养成下面这些好习惯。

多走路

走路运动可以消耗热量，帮助准妈妈控制体重，维持肌肉张力，关节也会变得较灵活，对于自然分娩有相当大的帮助。所以准妈妈一定多走走。

多吃蔬菜和水果

选择热量低的水果，一天2～3份，甜度高的水果要注意控制食用量，以免摄取过多糖分。蔬菜和水果中富含的维生素和膳食纤维对人体相当有益，因此，多吃蔬果绝对是准妈妈要养成的好习惯之一。

多笑笑

想笑就笑吧！让自己每天脸上都挂着笑容，这样可以达到缓解心理压力的效果。不过，切忌大笑，因为大笑会引起宫缩。

每天一杯牛奶

准妈妈每天喝一杯牛奶，有助于胎宝宝成长，避免患骨质疏松症。早上是喝牛奶的最佳时机，也可以在睡前喝一杯热牛奶帮助入睡。如果有些准妈妈不耐乳糖，也可以喝酸奶，但要选择原味低糖的口味，如果有排便不顺畅的情况，酸奶中的益生菌也有助于排便。

每天都和胎宝宝说说话

随时都可和肚子里的胎宝宝说话，养成和胎宝宝说话的习惯就代表已经将他当成了一个生命个体，这样可以提早和宝宝建立亲情，让宝宝感受到温柔的母爱。

不可过度劳累

只要有疲倦感，就赶紧坐下来休息，哪怕5～10分钟的短暂休息也很有用。过度劳累可能增加各种孕期的风险，甚至导致早产，准妈妈不可忽视。

放慢动作

急性子的准妈妈要随时提醒自己放慢步调，特别是在出现眩晕感时，更要马上停止动作，坐下休息。

随身携带必备物品

检查自己包里的必备用品，以"健康、安全"为主要原则。

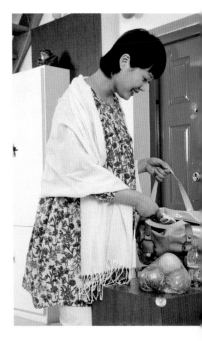

手机是准妈妈外出时一定要随身携带的物品，并且要确保它有电。

《孕产妇围产保健手册》最好也要带在身上，在就近就医时方便医生了解自己的情况。

此阶段准妈妈很容易觉得肚子饿，包里可放点小面包或核桃仁等，还要备一小瓶水，以便随时补充能量和水分。仍有孕吐困扰的准妈妈可带点话梅之类的零食，有利于缓解恶心反应。

别忘了带点湿纸巾，便于随时保持手部清洁。

⊙ 预防妊娠高血压综合征

妊娠高血压综合征，简称妊高征，是怀孕5个月后出现高血压、水肿、蛋白尿等一系列症状的综合征，是一种常见而又严重影响准妈妈和胎宝宝安全的疾病。

警惕妊娠高血压

妊娠期高血压综合征（简称妊高征）是女性妊娠期所特有而又常见的疾病，以高血压、水肿、蛋白尿、抽搐、昏迷、心肾衰竭，甚至发生母婴死亡为临床特点。

妊高征按严重程度分为轻度、中度和重度，重度妊高征又称先兆子痫和子痫。妊高征易引起胎盘早期剥离、心力衰竭、凝血功能障碍、脑出血、肾衰竭及产后血液循环障碍等。重度妊高征会导致早产、宫内胎宝宝死亡、死产、新生儿窒息和死亡。

妊高征的引发因素

妊高症的发病原因至今没有一个明确的定论，但对妊高征的引发却可能与以下几个因素有关：

• 准妈妈精神过分紧张，或受刺激导致中枢神经系统功能紊乱。

• 在寒冷季节或气温变化过大，特别是高气压下，容易引发妊高征。

• 年轻初孕的准妈妈或高龄初孕的准妈妈，容易患妊高征。

• 有慢性高血压、肾炎、糖尿病等病史的准妈妈，或家族中有高血压病史，尤其是准妈妈的母亲有过妊高征病史的，容易并发妊高征。

• 营养不良和体型矮胖的准妈妈并发妊高征的概率也很高。

• 准妈妈子宫张力过高，如羊水过多、双胎、糖尿病巨大儿等，易引发妊高征。

准妈妈应该怎样测量血压

血压是孕妇产检的必查项目。建议准妈妈到达医院后，先找个座位安静地休息10~15分钟，然后再去测量血压。当准妈妈的收缩压在131～139毫米汞柱，舒张压在81～89毫米汞柱时，就应该警惕妊高征了。

从血压测量的准确性讲，水银血压计一般情况下会比较准确。另外，正常情况下，准妈妈两只胳膊上测得的血压结果应该相似。如果血压测量结果出现异常，可以同时测量双侧，以便医生发现其他的异常情况。

如何预防妊高征

由于妊高征的发病原因尚不清楚，所以很难完全避免。不过，如果准妈妈已经患有妊高征，也不必担心，只要注意以下几点，病情大都可以得到控制和好转。一是定期做孕期检查，做到及早发现，及早治疗；二是注意休息和营养，不吃过咸的食物；三是补充维生素C和维生素E，可以降低妊高征的反应。

注意既往病史，曾患有肾炎、高血压等疾病的准妈妈，要在医生指导下进行重点监护。

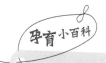

孕育小百科

准妈妈如果以前口味偏重，可以用部分含钾盐代替含钠盐；还可以利用葱、姜、蒜等调味品烹制出多种风味的食品。

⊙ 感受胎动

在怀孕5个月左右，准妈妈就能清楚地感觉到胎宝宝的胎动了，那是一辈子难忘的回忆！其实，胎动不仅是胎宝宝在动，也是显示宝宝生命活力的重要标志，更是亲子间特殊的沟通方式。

感觉胎动

事实上，在胎宝宝形成之初，胎动就已经存在了。不过，因为胎宝宝还太小，再加上有羊水的阻隔，准妈妈通常感觉不到。直到怀孕17～20周时，准妈妈可能才第一次感觉到了胎动。胎动在刚开始时并不明显，但之后却会愈来愈明显且频繁，有时甚至可以直接看到准妈妈肚皮的局部隆起。

怎样数胎动

准妈妈都想能生下一个既健康又活泼的小宝宝，为此，做好胎宝宝监护显得极其重要。准妈妈自我监测胎动是最经济和简便的评价胎宝宝宫内情况的方法。胎动正常意味着胎宝宝宫内情况良好。

准妈妈妊娠期间应定时数胎动。方法是，在正餐后卧床或坐位计数，每日3次，每次1小时。每天将早、中、晚各1小时的胎动次数相加乘以4，就得出12小时的胎动次数。如果12小时胎动数大于30次，说明胎宝宝状况良好，如果为20～30次应注意次日计数，如下降至20次要告诉医生，做进一步检查。当妊娠满32周后，每次应将胎动数做记录。当胎宝宝已接近成熟，记数胎动更显得尤为重要。如果1小时胎动次数为4次或超过4次，表示胎宝宝安适，如果1小时胎动次数少于3次，应再数1小时，如仍少于3次，则应立即去产科看急诊以了解胎宝宝情况，而绝不要再等了。

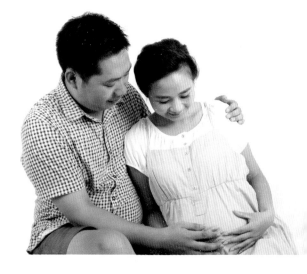

警惕胎动异常

胎动突然减少。可能是由于准妈妈有发热的情况，造成身体周边血流量增加，使胎盘、子宫血流量减少，造成宝宝轻微缺氧。

急促胎动后突然停止。当胎宝宝翻身打滚时被脐带缠住，血液无法流通，因缺氧而窒息时，可能会出现这样的胎动反应。

胎动出现晚，相对较弱。这可能是胎盘功能不佳引起的，各种原因所导致的胎盘功能不佳造成胎盘供给胎宝宝的氧气不足，胎宝宝因为长期的缺氧使胎动减缓。

胎动突然加剧，随后慢慢减少。这可能是胎宝宝缺氧，或受到外界刺激引起的，准妈妈有时还会伴有剧烈的腹痛和大量阴道出血。出现上述胎动异常，需及时到医院就诊。

⊙ 瑜伽帮你缓解孕中期不适

进入孕中期，早孕反应已经过去，激素水平也趋于平稳，带来了更稳定的精神和身体。而此时的准妈妈，肚子虽不算是太沉重，但还是难免会出现身体上的不适，这时不妨来练练瑜伽。

英雄坐

体式功效：改善手臂静脉曲张，让血液回流。拉伸大腿前侧肌肉，放松紧张的肌肉。

习练姿势：跪于垫上，两脚脚跟分开，脚尖相对。坐在两脚脚心形成的凹陷里。双手十指交叉，抬手臂至头顶，翻转手掌，掌心向上。

习练提示：如果感到膝关节压力大或者大腿拉伸严重，可将毛毯卷或瑜伽转垫在臀部下面。膝关节过于紧拉，或腹部过大时，可将两腿膝盖微微分开。

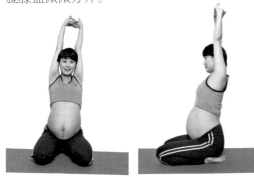

青蛙式

体式功效：灵活髋关节和整个脊柱。

习练姿势：跪地，身体前倾，五指张开，放于前方的地面上。两腿膝盖大大分开，脚尖相对。保持脊柱正直，自然地呼吸。吸气，呼气身体向右摆动，臀部保持在地面上。保持3~5个呼吸，吸气，呼气向右摆动。重复几次。

习练提示：肩部始终保持放松，并且尽可能在移动的过程中，保持两肩平行于地面。整个脊柱，从尾骨到颈部和头颅都要保持平直，

不要弓背、塌腰等。

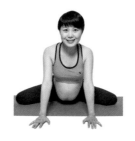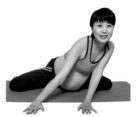

战士式

体式功效：强健腿部肌肉，展开胸廓。在战士式中准妈妈们可以获得来自内在的勇气与自信，展现出坚毅的品质。

习练姿势：两腿分开1~1.5米，右脚朝右，左脚内扣45°。吸气，呼气弯曲右膝。吸气抬起双臂，平行于地面。呼气，头看向右侧。保持3~5次呼吸，吸气，呼气还原。反侧重复。

习练提示：如果手臂紧张可改作叉腰。肩部放松，脊柱垂直于地面，尾骨和臀部内收。体会大腿内侧的力量，弯曲一侧的膝盖向脚趾方向延伸，伸直的另一条腿，其髋关节向后展开。

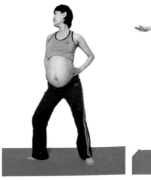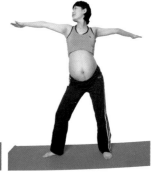

饮食营养，全面均衡

◎ 要营养，不要体重

进入孕5月以后，胎宝宝的生长发育迅速，需要更多的营养以供生长。准妈妈应保证膳食的均衡与全面，适当增加蛋白质、脂肪、碳水化合物的摄入量，增加肉类、鱼虾类、蛋类及豆制品的供给，多吃蔬菜和水果。这样吃才能既满足胎宝宝的营养需求，又不至于过度发胖。

注意饮食搭配

在妊娠中晚期，每日主食400～500克，牛奶250毫升或豆浆500毫升，鸡蛋1～2个，鱼虾、肉类100～150克，豆类及豆制品100～150克，新鲜蔬菜500～1000克，水果适量，就能满足准妈妈的需要。尽量粗细粮搭配，荤素食兼有，品种广泛多样，食量合适。关键是要搭配均匀，防止偏食。

注意饮食，控制体重

这个阶段准妈妈的食欲很旺盛，膳食品种要多样化，尽可能食用成分天然的食品，少食高盐、高糖及刺激性食物。以下介绍一些能量型食品，可让馋嘴的准妈妈既能一饱口福，又不至于增重过多。

• 早餐宜吃麦片粥：麦片不仅可以让准妈妈保持一上午都精力充沛，而且还能降低体内胆固醇的水平。不要选择那些口味香甜、精加工过的麦片，最好是天然的，不含任何糖类或其他添加剂成分。可以按照自己的口味和喜好在煮好的麦片粥里加一些果仁、葡萄干或蜂蜜。

• 多喝脱脂牛奶：怀孕的时候，准妈妈需要从食物中吸取的钙大约比平时多1倍。多数食物的含钙量都很有限，因此孕期喝更多的脱脂

牛奶就成了准妈妈聪明的选择。

• 适量吃些坚果：虽然高热量、高脂肪是坚果的特性，但是坚果含有的油脂却多以不饱和脂肪酸为主。对于胎宝宝来讲，身体发育首先需要的营养成分当然是蛋白质。但是对于大脑的发育来说，需要的第一营养成分却是脂类（不饱和脂肪酸）。另外，坚果类食物中还含有15%～20%的优质蛋白质和十几种重要的氨基酸，这些氨基酸都是构成脑神经细胞的主要成分，同时还含有对大脑神经细胞有益的维生素B_1、维生素B_2、维生素B_5、维生素E及钙、磷、铁、锌等。因此无论是对于准妈妈，还是胎宝宝来说，坚果都是补脑、益智的佳品。

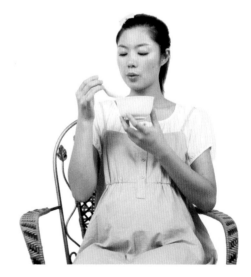

⊙ 保护视力从胎宝宝开始

准妈妈的饮食习惯与宝宝视力发育也有着直接关系，准妈妈饮食结构不合理，是造成胎宝宝视力发育障碍的原因之一。为了胎宝宝有一双明亮健康的眼睛，要鼓励自己，多吃对宝宝眼睛有益的食品。

多食富含脂肪酸的鱼

准妈妈怀孕时应多吃油质鱼类，如沙丁鱼和鲭鱼，胎宝宝出生后就有可能比较快达到成年人程度的视觉深度。这是由于，油质鱼类富含一种构成神经膜的要素，被称为脂肪酸，而脂肪酸含有的DHA与大脑内视神经的发育有密切的关系，能帮助胎宝宝视力健全发展。第7~9个月到出生前后的宝宝如果严重缺乏DHA，会出现视神经炎、视力模糊，甚至失明。但不建议准妈妈吃鱼类罐头食品，最好购买鲜鱼自己烹饪。

多食含胡萝卜素的食物

除了油质鱼类外，准妈妈还应多吃含胡萝卜素的食物以及绿叶蔬菜，防止维生素A、B族维生素、维生素E缺乏。尤其是妊娠反应剧烈，持续时间比较长，甚至影响进食，呕吐的准妈妈，一定要注意维生素和矿物质的补充。

多食含钙食物

钙具有消除眼睛紧张的作用，因此，准妈妈要多食含钙食品，如豆类、虾皮、排骨汤、鱼等含钙量都比较丰富。缺钙的准妈妈所生的宝宝在少年时患近视眼的概率比不缺钙的孩子高3倍。因此，怀孕期间补充足够的钙是非常必要的。

多摄入豆制品和胡萝卜素

准妈妈摄入过多的脂肪类食物，会导致锌缺乏；如果准妈妈现在不重视对豆制品和胡萝卜素的摄入，将来会导致母乳中各类营养的不足，这些营养素对宝宝的视力发育是很有益处的，缺乏严重会对宝宝将来的视力发育带来影响。

多吃青菜、水果

多吃青菜、水果对眼睛有保健作用。尤其是绿色蔬菜，可以防止眼睛受到阳光紫外线的伤害，也能预防自由基对眼部组织的伤害。

牛磺酸能提高视觉功能

牛磺酸能提高视觉功能，促进视网膜的发育，保护视网膜，改善视力。胎宝宝必须通过外源性供应来获得牛磺酸。因此，在怀孕期间，准妈妈可适当多补充一些富含牛磺酸的食物如牡蛎、海带等。

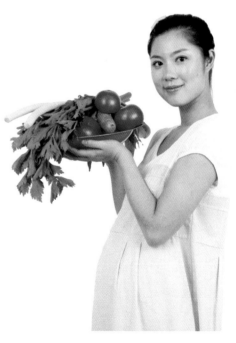

细心耐心，做个称职准爸爸

◎ 给准妈妈面面俱到的呵护

准爸爸每一天都要为准妈妈做很多事，不要感到厌烦，要知道，对准妈妈面面俱到的呵护是你必须要做的。

学会调节家庭气氛

为让胎宝宝感受父母的一片爱心，准爸爸要为处在怀孕期的准妈妈创设一个和睦、安谧的环境，使其处在平和、愉悦的氛围中。准爸爸要给准妈妈更多的关怀、体贴和温柔，使其尽可能心情舒畅，情绪稳定，再加上生活有规律、营养充足、劳逸适度，有助于准妈妈保持良好的生理和心理状态，这也是准父母给胎宝宝的最深厚的爱。

为准妈妈烹制可口的菜肴

准妈妈到了妊娠中期，胎宝宝发育迅速，准妈妈的食欲旺盛，食量增大，所以准爸爸就需要在准妈妈的饮食上多下功夫，为准妈妈选购、烹调各种可口的佳肴，保证营养平衡，并根据准妈妈的健康状况，适当调整饮食的结构。

帮助准妈妈洗头发

怀孕期间，准妈妈可能因身体的原因不便于洗发，这时准爸爸就应主动过来帮忙。在洗发水的选择上，因为准妈妈的皮肤非常敏感，因此要选择无刺激性的，还要适合准妈妈的发质，最好使用以前用过的，或是较为知名的品牌洗发产品。

为准妈妈洗发时，要轻轻按摩，水温宜适中。洗完后，不要选用吹风机吹干头发，因为有些吹风机吹出的热风，含有石棉纤维的微粒，可以通过准妈妈的呼吸道和皮肤进入血液，给胎宝宝带来不利的影响。准爸爸可以为准妈妈准备一条吸水性好、透气性佳、抗菌又卫生的厚毛巾，专门用来擦头发，不但头发很快就能干，而且还不用担心有害物质的侵入。

当好准妈妈的护卫

准爸爸在时间允许的条件下，可以抽出时间护送准妈妈上班。如果有车的话，那么准爸爸就是可靠的司机，一定要把车开得平稳安全；也可以选择打车等方式。尽量少坐公交车，尤其是在上下班高峰的时期，以避免人多拥挤，发生意外。

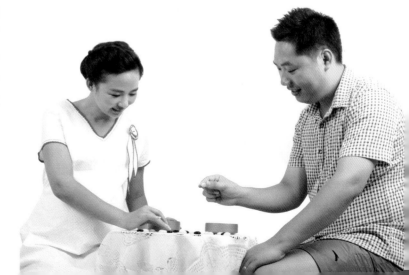

⊙ 学会与胎宝宝进行交流

　　生活中我们常会看到这样的现象，一些婴儿即使不熟悉的女性逗他，他也会微笑，而父亲逗他则反而会哭。这是孩子从胎宝宝期到出生后的一段时间里，对男性的声音不熟悉造成的。为了消除宝宝对父亲的不信任感，在胎教中准爸爸也应该参与其中，扮演一个非常重要的角色。

积极参与，做胎教助手

　　准妈妈是胎教的主角，准爸爸则是胎教的第一助手。对胎宝宝的成长来说，准妈妈给予了直接的影响，她在胎教中起决定作用，但是，准爸爸的参与则能使种子发育得更健全，生长得更完美。

准爸爸的声音更动听

　　声学研究表明：胎宝宝在子宫内最适宜听中、低频调的声音，而男性的说话声音正是以中、低频调为主。因此，准爸爸坚持每天对子宫内的胎宝宝说话，让胎宝宝熟悉准爸爸的声音。这样能够唤起胎宝宝最积极的反应，有益于胎宝宝出生后的智力发育及情绪稳定。

做有准备的交流

　　准爸爸在开始和结束对胎宝宝讲话的时候，都应该常规地用抚慰及能够促使胎宝宝形成自我意识的语言对胎宝宝说话。

　　准爸爸应将每天讲话的内容构思好，最好在当天的"胎教日记"中拟定一篇小小的讲话稿，稿子的内容可以是一首纯真的儿歌、一首内容浅显的古诗、一段优美动人的小故事，以刻画人间的真、善、美为主体。尽量用诗一般的语言，营造童话一般的意境。对话结束时，要对胎宝宝给予鼓励："宝贝，你学得很认真，你是一个聪明的宝宝。好吧，今天就学习到这儿，再见！"

交流的具体方法

　　准爸爸可以让准妈妈坐在宽大舒适的椅子上，然后由准妈妈对胎宝宝说："乖孩子，爸爸就在旁边，你想听他对你说什么吗？"这时，准爸爸应该坐在距离准妈妈50厘米的位置上，用平静的语调开始对话，随着对话内容的展开再逐渐提高声音，不能一下子发出高音而惊吓了胎宝宝。

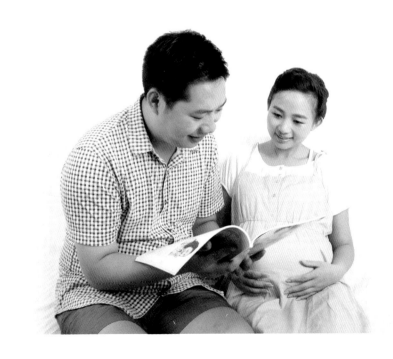

科学胎教，贵在坚持

⊙ 多与胎宝宝互动

胎宝宝生长发育到5个月时，对外界传入刺激信号的接受能力大大提高。这时除继续前几个月的胎教方式外，应该更进一步与胎宝宝互动。

教胎宝宝说话

胎宝宝在准妈妈的肚子里会看、会听、会用肌肤感觉很多事物。所以准妈妈要借这个机会教胎宝宝说话，虽然胎宝宝不能开口，但却能刺激胎宝宝的大脑发育，直接关系到胎宝宝出生后的语言发展。

从进入孕5月开始，准妈妈可以试着将许多不同的发音传递给胎宝宝，先用手轻轻地抚摸着腹部，嘴巴发出a、o、e等元音，深吸一口气尽量将音拉得越长越好。该项练习可重复进行1周左右，然后可相应地做些变化，准妈妈用手轻轻地抚摸腹部，发出m-a-、ma-，b-a-、ba-等音，同样的声音拉得越长越好。

采用正确的音乐节律

胎宝宝第一次听到的有节奏的声，便是准妈妈的心跳声，这种有节律的声音对于准妈妈和胎宝宝是最适宜的。如果用于胎教的音乐节奏超过了

人的正常心率（70～80次/分钟），就会使准妈妈产生紧张情绪；倘若低于正常心率，又会引起不安的心理反应，对于准妈妈和胎宝宝都不利。因此，给胎宝宝听的音乐选曲要慎重。要保证音乐的声波特性不会损害宝宝的听觉器官，尤其不能损害宝宝内耳的毛细胞及神经细胞。

给胎宝宝唱欢快的歌

如果准妈妈希望通过自己的努力来促进胎宝宝的听力发育，那就唱歌吧，唱些欢快的歌曲，这样胎宝宝就可以不断地听到母亲的歌声了。向胎宝宝传递爱的信息，这是奠定母子交流基础的最有效方法，而且对于培养胎宝宝对音乐和语言的敏感性也是非常有好处的。

相对于目前的流行歌曲而言，儿童歌曲更易学易唱，且朗朗上口，准妈妈不妨买几张经典儿童歌曲的唱片，学会后

唱给宝宝听。

了解胎宝宝的心理表达

由于胎宝宝尚不具备语言表达的能力，所以发生在母亲与胎宝宝之间的行为信息的传递就显得十分重要。科学家做过实验，当准妈妈听自己喜欢的音乐，渐渐跟着唱起来的时候，胎宝宝也能感受到愉快的气氛，变得活泼好动起来。但是若播放准妈妈不喜欢的音乐，或难学的曲子，准妈妈根本无意欣赏，此时腹中的胎宝宝也会停止活动。

专家答疑

Q 胎宝宝也有心理活动吗？

A 孕14周以后，胎宝宝会产生快乐、不快乐、不安、生气等"感觉"，大约到孕30周时就逐渐有了"心理"的雏形。当准妈妈高兴时，胎宝宝的动作变得有节奏、有韵律且自由自在。

⊙ 不可忽视的哑语胎教

好的胎教不只是听听音乐、散散步这么简单，更重要的是心理与生理两方面互相配合，就是爱抚等无声的"哑语"，也是对胎宝宝良好的教育。"哑语"胎教可以采取以下方式。

幻想胎宝宝可爱的模样

经常幻想胎宝宝的模样会使准妈妈的心情平和，也可使胎宝宝向理想的方向发展。具体方法是准妈妈将手放在腹部，在脑海中想象胎宝宝的模样，仿佛对胎宝宝耳语一样传递积极的信息。将注意力逐一集中到胎宝宝、包裹胎宝宝的羊膜、羊水、脐带、胎盘上，等等，并将这些与胎宝宝紧密联系在一起，心无旁骛地呼气和吸气，继而便会感觉吸气时吸入的是清净的自然之气，呼气时排出的是浑浊之气和代谢废物。想象结束后要适当地休息。

倾情的爱抚

在胎宝宝发脾气胎动剧烈时，或在各种胎教方法之前都可应用此法。准妈妈仰卧在床上，头不要垫得太高，全身放松，呼吸匀称，心平气和，面部呈微笑状，双手轻放在腹部，也可将上半身垫高，采取半仰姿势。不论采取什么姿势，一定要感到舒适。双手从上至下、从左至右，轻柔缓慢地抚摸腹部，想象着双手真的爱抚在可爱的胎宝宝身上，有一种喜悦和幸福感，并深情地默想："小宝宝，妈妈真爱你""小宝宝真舒畅""小宝宝快快长，长成一个聪明可爱的小宝贝"等。每次3～5分钟。

温柔的指按

此法在准妈妈有胎动感时，即可开始应用，姿势同爱抚法，可做完爱抚后，接着做此法。用食指或中指轻轻触摸胎宝宝，然后放松即可。开始时，胎宝宝一般不会做出明显反应，待母亲手法娴熟并与胎宝宝配合默契后，胎宝宝就会有明显反应。等到胎宝宝再大些，如遇到胎宝宝"拳打脚踢"反应强烈，表示胎宝宝不高兴，应停止动作。此法应定时做，一般在每天睡觉前（晚上9～10点）胎宝宝活动频繁时做，每次时间在3～5分钟为宜。

轻轻的拍打

适用于妊娠5个月以上的准妈妈，姿势同爱抚法。当胎宝宝踢肚子时，准妈妈轻轻拍打被踢部位，然后再等待第二次踢肚。一般在一二分钟后，胎宝宝会再踢，这时再拍几下，接着停下来。如果准妈妈拍的地方改变了，胎宝宝会向改变的地方再踢，注意改拍的位置离原来踢的位置不要太远。每天早晚共进行两次，每次3～5分钟。

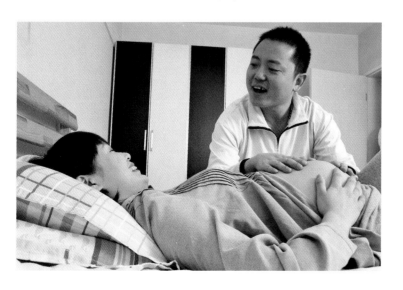

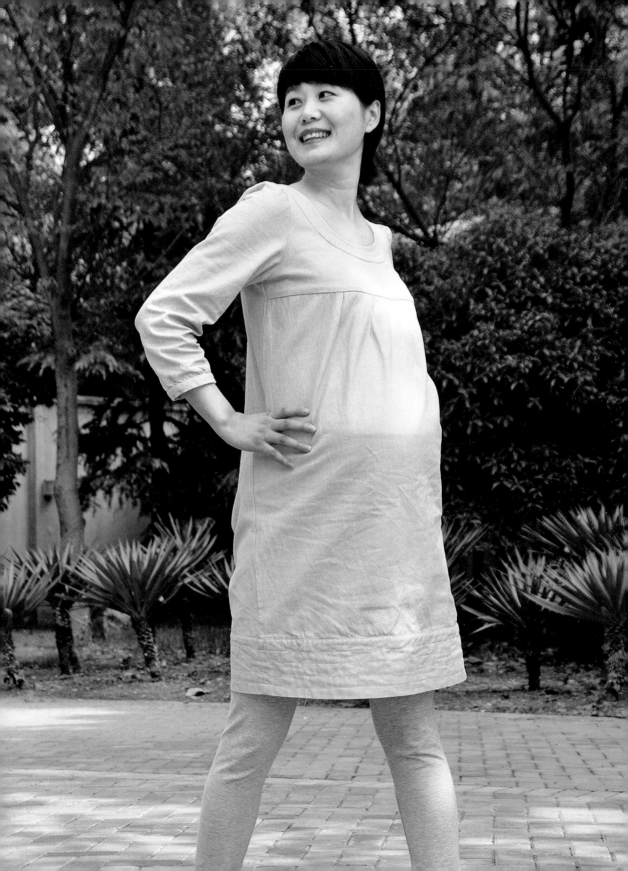

第**7**章

安心安全的孕6月

准妈妈进入孕6月，此时的胎宝宝大脑已经比较发达，并产生了自我意识，渐渐形成了自己的个性特征与爱、憎、忧、惧、喜、怒等情感，胎宝宝已经可以感受到妈妈的爱了。

本月胎宝宝的发育状况

1 身体 胎宝宝已长到身长28~34厘米，体重约630克了。身体逐渐匀称。

2 五官 胎宝宝的眉毛和眼睑清晰可见，皮肤依然红红的，样子像个皱巴巴的小老头。

3 四肢 胎宝宝在子宫羊水中游泳并会用脚踢子宫。手指和脚趾也开始长出指(趾)甲。

4 器官 肺中的血管形成，呼吸系统正在快速地建立。胎宝宝已经学会了吞咽，但是还不会排便。

本月准妈妈的身体变化

1 身体 准妈妈的肚了会越来越胀大、凸出，体重也日益增加，腰部变得更沉重。

2 乳房 乳房的周围有时会出现一些褐色的小斑点，形成第二乳晕。

3 子宫 子宫又长大了许多，宫底已长到了脐部上一横指，用尺测量耻骨联合上缘至宫底距离为22.0~25.1厘米。

准妈妈可能有的感觉

1 明显的胎动 如果子宫收缩或受到外部压迫，准妈妈会感觉到胎宝宝在踢自己。

2 静脉曲张 膨胀的子宫压迫静脉，妨碍血液循环，可引起水肿或静脉曲张。

3 后腰、腿部刺痛 这个阶段准妈妈可能偶尔会感到后腰、臀部、大腿外侧及小腿的阵痛、刺痛或者有麻木的感觉。这是由后腰部坐骨神经受压所引起的"坐骨神经痛"。

本月日常护理注意事项

1 身体渐渐笨重了，准妈妈一定要挑选一双合适的鞋子，既保证自己行走安全，又可以减轻足部的不适。

2 做家务要注意，只求力所能及，不求尽善尽美，当做一种运动，以不感到疲劳为标准。

3 这时期的准妈妈睡觉应采取侧卧位，仰卧位睡觉会影响子宫的供血以及胎宝宝的营养供给。

4 孕期准妈妈最好不要佩戴隐形眼镜，改用普通眼镜，以免增加眼部的干涩感和异物感。如果感到眼睛非常干涩，可以在医生指导下使用眼药水。

5 准妈妈可以参加产前培训班，既学习了知识，也可以消除妊娠焦虑。

本月饮食注意事项

进入本月后，随着胎宝宝的不断发育，以及准妈妈自身血容量的增加，对铁的需求日渐增加，所以准妈妈在饮食上应适当多吃些含铁食物。

出现水肿的准妈妈要注意饮食调理，不吃过咸食物，并适当控制水分的摄入。

准妈妈要少吃涮羊肉，因为羊很容易感染弓形虫，如果准妈妈吃了未涮熟的羊肉，感染了弓形虫，则很可能通过胎盘伤害到胎宝宝。

本月运动时注意事项

根据自己的身体条件选择适合的孕妇体操，不要勉强自己做一些极限动作。

运动中要注意自我监护，有任何不适一定要停下来。

本月准爸爸必修课

如果可以，准爸爸尽量陪同准妈妈一起做孕检。这样既保护了身体日渐笨拙的准妈妈，又可以第一时间了解母子状况，以便提供更贴心的呵护。

跟准妈妈一起为未来的宝宝准备婴儿房，提前进入父亲角色。

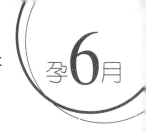

⊙ 保证良好的心理状态

进入孕中期以后，准妈妈体内已经形成了适应胎宝宝生长的新平衡，孕吐等不适应反应也逐渐消失，准妈妈的情绪也变得相对稳定。所以，孕中期是心理安定期，这一时期保健的重点在于通过对生活和工作的适当调整，保证良好的心理状态。

避免心理上过于放松

身体状况的安定，可能会导致精神上的松懈，准妈妈会大松一口气。但是，孕中期并不一定就平安无事。如由于怀孕造成各个系统的负担，可能加重原有的心脏、肾脏、肝脏等病情；孕中期也可能会出现各种病理状况，如妊娠高血压综合征和贫血等，放松对身体状况的注意，很可能会导致不良后果。所以，应定期到医院接受检查。

减轻对分娩的恐惧

虽然中期距分娩时间尚有一段距离，但毕竟使准妈妈感受到一种压力，有些准妈妈会从这时开始感到惶恐不安。这是因为她听信了分娩如何痛苦的传言，或受到影视过分渲染分娩场面的影响。

其实，分娩无痛苦是不可能的，但过分恐惧并不是好办法，准妈妈应学习一些分娩的知识，对分娩是怀孕的必然结局有所了解。另外，如果准妈妈和家人一起为未出世的孩子准备一些必需品，也许能使准妈妈心情好转。这样做往往可以使准妈妈从对分娩的恐惧变为急切的盼望。

避免过分依赖

毫无疑问，孕中期的准妈妈适当做一些工作，并参加一些平缓的运动是有益的。但有些准妈妈因体形显露而不愿活动，每天不干任何事情，凡事都由准爸爸包办，以为这样才会对胎宝宝有利。殊不知容易引起心理上的忧郁、压抑、孤独，反而对胎宝宝不利。而孕期进行适当的活动可以增强准妈妈的肌肉力量，对日后的分娩有一定帮助。所以，准妈妈要一些适当的活动，或做一些力所能及的劳动，如果没有异常情况，孕中期仍可正常上班，这样对于调整心理状态也大有益处。

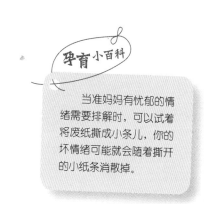

孕育小百科

当准妈妈有忧郁的情绪需要排解时，可以试着将废纸撕成小条儿，你的坏情绪可能就会随着撕开的小纸条消散掉。

⊙ 关注孕期乳房护理

乳房被誉为宝宝出生后的"粮仓"。准妈妈从怀孕起就要注意呵护自己的乳房，诸如保持清洁、戴合适的胸罩、进行乳头护理和乳房按摩等，从而为将来哺育宝宝做好充分的准备。

关注孕期乳房的变化

怀孕以后，由于准妈妈体内孕激素水平增高，乳腺组织内的腺泡和腺管不断增生，使乳房的外形有了很大的变化。怀孕最初的1个月内，准妈妈会感觉到乳房有点微微胀痛，而且变得特别敏感。随着月份的增加，乳头和乳晕会变得越来越大，颜色一点点变深。有些准妈妈在怀孕20周后，还会从乳头分泌出少量的乳汁。

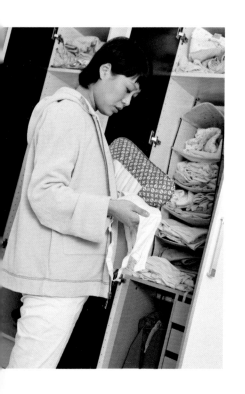

选择适宜的胸罩

胸罩能给乳房提供可靠的支撑和扶托，通畅乳房的血液循环，还能保护乳头不会受到擦伤。一般从孕4周开始，准妈妈就要开始注意加大胸罩的尺码了。

挑选胸罩的时候，应当选择既能够保护整个乳房同时又不会压迫乳头的罩杯，胸罩的型号最好要稍大些。同时，应当选择从底部到侧部的领扣可调节的胸罩。前开扣的胸罩方便产后给婴儿哺乳。

进行有规律的乳房按摩

按摩可以软化乳房，使乳管腺畅通，能清除乳管中因新陈代谢而产生的污垢，可以刺激乳头和乳晕，使乳头变得更坚挺，便于将来宝宝吸吮。从怀孕中期开始，乳腺才真正发达起来，所以应该从此时开始进行乳房按摩。

最好每天有规律地按摩一次，也可在洗澡或睡觉之前进行2～3分钟的按摩。按摩乳房时，动作要有节奏，乳房的上下左右都要照顾到。

乳头的护理方法

准妈妈在孕中期要特别注意做好乳头的护理工作。其实乳头的护理方法很简单，从怀孕5个月开始，每天用肥皂水和软毛巾轻轻揉搓乳头1～2分钟，然后用清水洗净即可。另外也可用25%的酒精擦洗，每日1～2次，这样乳头的皮肤逐渐增厚，变得坚韧，产后也就经得起婴儿的吸吮，而不易发生乳头皲裂。

怎样纠正乳头内陷

乳头内陷的准妈妈应该从现在开始，设法对乳头内陷进行纠正。

方法一：用一手托住乳房，另一手的拇指和中、食指抓住乳头向外牵拉，每日2次，每次重复上述动作10～20次。

方法二：将两拇指放在乳头两侧，缓缓下压，并由乳头向两侧拉开，使乳头向外突出，重复多次。

⊙ 缓解孕期不适的运动方式

在这一阶段，有些准妈妈可能正在被水肿和静脉曲张所困扰，下面介绍一些能够缓解准妈妈孕期不适症状的运动方法。

缓解手水肿的运动方式

有的准妈妈在早晨起床时，容易感到手部水肿和僵硬，这是睡觉时血液循环不良所导致的，可以通过下面的一些运动来缓解。

手腕运动

轻轻晃动手腕，以不感到疼痛为宜。

指尖——手腕运动

准妈妈弯曲手肘，双手用力握紧。

用力张开双手，需要注意的是，准妈妈要保证双手完全张开。

将手指弯曲，回到基本姿势，如此反复数次，可以松弛手部的僵硬感。

指尖——肩运动

准妈妈用左手握住右手的手指再松开，右手也是同样的操作。

从肩膀到上臂，边轻轻压迫，边以感觉舒适的程度揉搓。

应对小腿抽筋方法

在怀孕中末期，许多准妈妈半夜会发生小腿抽筋现象。这可能是因为体内钙、镁、磷等电解质缺乏，也可能是因为子宫压迫大血管，使腿部肌肉供血减少，造成抽筋。

缓解方法：上床前运动小腿肌肉。坐在凳子上，把脚放在另一凳子上，脚趾尽量往上拉，足跟往前推，左右各做10次左右。这样伸展可以缓解抽筋的小腿肌肉。

应对静脉曲张的方法

静脉曲张主要发生在躯体和腿的连接部位、膝盖的内侧和后侧、小腿等部位。依个人体质的不同，有大约50%的准妈妈会出现不同程度的静脉曲张。为了预防静脉曲张，最重要的是不要长时间站立。同时，不要穿紧身的衣服和高跟鞋，最好不要盘腿坐，平时休息的时候躺着或者把腿放在椅子和靠垫上。如果已经出现静脉曲张，最好穿上孕妇专用的高弹力长袜，并按摩脚底以促进血液循环。

每天进行2次30分钟左右的散步，可以帮助血液循环。

尽量避免长期保持一种坐姿、站姿或双腿交叉的姿势。

保持适当体重，体重越重对静脉曲张越不利。

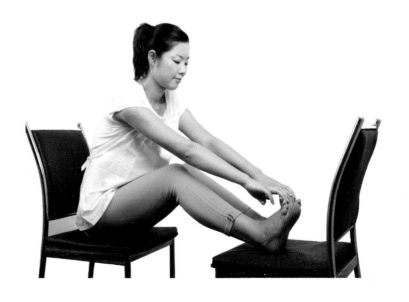

饮食营养，全面均衡

⊙ 避免超重的进食和烹调方法

准妈妈的营养对母子的健康很重要。准妈妈营养充足，全身情况好，胎宝宝才能发育好。但是过度进补以至于体重增长过快造成超重，反而会对准妈妈以及胎宝宝造成不利影响。我们知道，一切营养都是从食物中摄取的，那么只有通过合理的进食和烹调方法，才能有效地从食物中获取营养，又避免增重过快。

进食小技巧

并非仅仅少吃就能减肥，其他如进食的技巧、食物的烹调、外食的选择，等等，皆是控制体重的关键。同样的营养价值，应该选择热量较低的食物，这对于产后恢复身材也很有帮助。

· 改变进餐顺序：先喝水→再喝汤→再吃青菜→最后才吃饭和肉类。

· 养成三正餐一定要吃的习惯。

· 生菜、水果沙拉应刮掉沙拉酱后再吃，或要求不加。

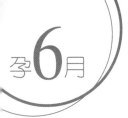

· 肉类应去皮且不吃肥肉，只吃瘦肉部分。

· 油炸食品先除去油炸面皮后再吃。

· 浓汤类只吃固体内容物，但不喝汤。

· 带汤汁的菜肴，将汤汁稍加沥干后再吃。

· 以水果取代餐后甜点。

· 以茶、开水或不加糖的饮料及果汁，来取代含糖饮料及果汁。

· 注意食物的种类及吃的份量。

· 吃完东西立刻刷牙，刷过牙就不再进食。

· 睡前3个小时不再进食（但白开水除外）。

纠正不良烹调方法

在制订准妈妈食谱时，食物的种类固然重要，但在食物的烹饪方法上同样需要下功夫。即便是含有相同营养元素的食物，还有高热量和低热量之分，而即使是同一种食物，由于烹饪方法的不同，其热量含量也不尽相同。

· 选择肉类中热量少的部位。在牛肉和猪肉中，去掉油脂的瘦肉热量低；鸡胸肉比鸡腿肉的脂肪含量少。

· 使用不粘锅。炒青菜的时候如果使用不粘锅就能减少油的使用量，热量也会随之减低。

· 尽量选择水煮、蒸、炖、凉拌、红烧、烫、烩、卤的烹调方式，并且尽量少放油，可加入适当酱油（非酱油膏）。

· 使用微波炉。做油炸食物的时候，不能直接投入油中，而应当使用微波炉。在原材料上涂抹佐料以后，再涂抹一层食用油，放入微波炉里加热。这样既可以享受烤制的香味，又能达到减少热量的效果。

⊙ 特殊准妈妈的特殊营养

在怀孕中后期，准妈妈除了要继续注意营养均衡外，对一些身体情况特殊，如患有心脏病、妊娠糖尿病、肾功能差的准妈妈来说，孕期的饮食营养要受到特别的照顾。

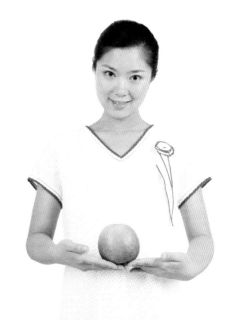

心脏病准妈妈的饮食调理

心脏病准妈妈因怀孕而使心脏负荷增加，可造成胎宝宝慢性缺氧，影响胎宝宝的生长发育。一旦发生心力衰竭，会引起准妈妈死亡，胎宝宝早产，甚至死胎。要避免上述情况的发生，除用药物治疗外，科学安排饮食也十分重要。

心脏病准妈妈的饮食应以清淡、易消化而富有营养为原则，应多食富含B族维生素，维生素C、钙、镁及膳食纤维的食物，如蔬菜、水果等，限制脂肪类食物的摄入。如有水肿时，应控制食盐摄入量，不可大量饮水。有消化不良、肠胃胀气时应忌食产气类食物，如葱、蒜、薯类等。心悸、失眠时，忌喝浓茶及食用辛辣刺激性食物。

妊娠糖尿病准妈妈的饮食调理

患妊娠糖尿病的准妈妈要控制饮食量，但是蛋白质的进食量不能少，要与正常准妈妈的每日蛋白质进食量基本相同或略高一些。

多补充含维生素和矿物质丰富的食物。少吃含糖量高的水果，每天最多吃100克。水果应以柚子、猕猴桃等为主，也可吃些黄瓜、西红柿等。

饮食调养肾功能

肾脏功能差的准妈妈要多吃蛋白质和糖类。低胆固醇、低脂肪、高维生素的饮食都是保肾饮食。碱性食物有益于肾脏的健康，可以适当多吃些。日常生活中，对肾脏有保健作用的食物有冬瓜、西瓜、赤小豆、绿豆、鲤鱼等。高盐饮食因影响水液代谢，不宜采用。

有脂肪肝的准妈妈如何吃

有脂肪肝的准妈妈除了满足怀孕期间各阶段的营养需求外，还要注意以下几点：摄入每天必需的最低热量，把体重控制在标准范围里；碳水化合物会刺激肝内脂肪酸合成，所以除了每天必需的主食外，应拒绝其他甜食和较甜的水果；充足的维生素可以保护肝细胞不受毒素的损害，应多吃蔬菜和含糖少的水果。

细心耐心，做个称职准爸爸

⊙ 陪准妈妈一起等待

现在的准妈妈身体越来越不方便，出入都需要有人陪伴，这时，准爸爸更要多关心爱护准妈妈，和她一起呵护胎宝宝，等待胎宝宝一天天长大。

做准妈妈的胎教好助手

准爸爸平时可给怀孕的准妈妈朗读富有情感的诗歌、散文，经常同准妈妈腹中的胎宝宝对话，哼唱轻松愉快的歌曲，给胎宝宝以不可缺少的父爱。这样做的同时，对准妈妈的心理也是极大的慰藉。

学习分娩知识

不少准爸爸认为学习怀孕或分娩知识是准妈妈的任务，因为自己又不亲历怀孕和分娩。如果你也抱有这样的想法，那就大错特错了。因为学习怀孕分娩知识，能够在平日帮助准妈妈减轻怀孕不适，给准妈妈一些正确的建议，在准妈妈需要的时候或是紧急时刻起到关键性的作用。

做好宝宝诞生后的计划

准爸爸要开始计划宝宝诞生之后自己的工作安排了，以便有时间在最初的几个月参与照料宝宝。和准妈妈讨论宝宝出生后的计划，这会让准妈妈觉得不必独自承担哺育的重任，是由两个人共同来分享及分担的，这样有利于放松紧张的心情。

担负起家庭采购的任务

很多超市或商场都非常拥挤，准妈妈拖着臃肿的身体在里面购物确实已经不太方便了。准爸爸可以陪着准妈妈一起去超市采购，或让准妈妈开出采购清单，自己代替准妈妈去采购。不少准爸爸买东西都很少货比三家，所以，准妈妈在开采购清单时，一定要写清楚采购东西的牌子、型号、价格等，以免粗心的准爸爸弄错。

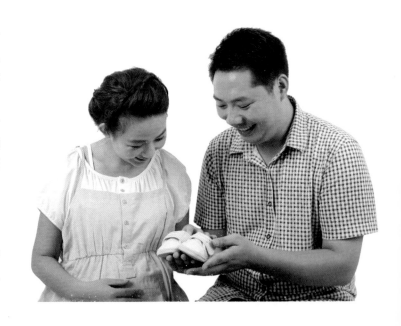

⊙ 坚持为准妈妈按摩

怀孕后，准妈妈的身体可能会出现很多不适，如水肿、静脉曲张等。准爸爸要做准妈妈最好的按摩师，用充满爱意的双手为准妈妈按走孕期的不适与疲惫。

按摩时的注意事项

准爸爸按摩不一定必须用专业的手法，只要让准妈妈感到舒适就好。不过，给准妈妈按摩时要注意以下几点。

开始按摩前，准爸爸要去掉戒指、手表或手镯，并搓暖双手。

刚开始要轻轻按摩，然后逐渐加力，要保证准妈妈的舒适，并且动作要缓慢。

准妈妈的合谷、三阴交、肩井穴是不能承受刺激的，按摩这些穴位容易流产。

如果准爸爸的手比较粗糙，按摩前可以准备一瓶按摩油或润肤油。

为准妈妈按摩腰部

准爸爸给准妈妈做做按摩，除了能帮助准妈妈减轻疼痛，还能让准爸爸更好地了解准妈妈的身体变化，并更进一步地增进夫妻间的感情。下面介绍的这个按摩腰部的动作，主要作用是为了缓解准妈妈因腰肌劳损而引起的不适。

具体按摩方法是：准妈妈坐在椅子上，然后准爸爸从准妈妈盆骨以下5寸的位置开始，用双掌沿着脊椎两旁的肌肉往上慢慢按摩，直至肩胛骨的位置，然后再重复做10～20次。

为准妈妈进行腹部按摩

准爸爸为准妈妈按摩腹部，除了可以与胎宝宝沟通外，也可令胎宝宝不会只侧向一边，减少准妈妈的不适。

具体按摩方式是：准爸爸用双手掌轻轻抚摸着腹部的上端，然后慢慢向左右两边划出一个心形，再从中间向上划回原位，动作要轻柔。

按摩小腿防抽筋

准爸爸平时多给准妈妈做做小腿按摩，有助于预防准妈妈的小腿抽筋。

具体方法：准妈妈保持躺下姿势，屈曲下肢，准爸爸一只手按稳准妈妈的脚掌，另一手紧贴小腿近脚跟位置，用一点力向上推扫至小腿尽头位置，或在小腿肌肉外轻轻提拿而上。此按摩法也可在准妈妈小腿抽筋时使用，不过力度需要轻一点。

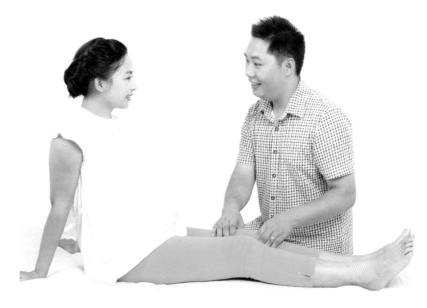

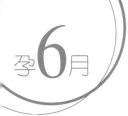
科学胎教，贵在坚持

⊙ 胎教一定要持之以恒

胎教是对胎宝宝潜移默化的一种影响方式。如果采用了胎教，就一定要持之以恒。

信心不足是胎教的大敌

由于胎宝宝一点一滴的变化，准妈妈不能目睹，也就很难知道自己所做的一切对胎宝宝到底起多大作用。于是，做过一段时间之后，那些没有耐性的准妈妈热情度降低甚至半途而废，这样的胎教自然不会成功。准妈妈要树立持之以恒的信心，要做的事，就坚持到底。

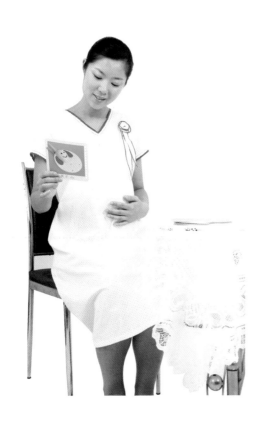

胎教之前先教自己

如果准妈妈知道自己是没有耐性的人，一定要在做事情之前，告诫自己坚持到底。如果怕坚持不下来，可请准爸爸帮忙，让准爸爸时时提醒自己、鼓励自己。胎教的过程，也是准妈妈自身性情磨炼、修养提高的过程。胎教是一门"性"、"命"双修的课程，"命"是指人的活动机体，"性"是指人的品性，即一个人的性格品质、道德修养。胎教提倡准妈妈首先对自己修身养性，然后才能对胎宝宝施以积极的影响。换句话说，胎教的过程，同时也是准妈妈不断克服自身缺点和不足的过程。

持之以恒是胎教成功的保证

一天两天的胎教不足以和胎宝宝建立起彼此间的互动与反应，胎教需坚持长久、有规律地去做，才能使胎宝宝领会到其中的含义，并积极地响应。母亲和胎宝宝相互配合、相互协作，乐趣无穷。在这种乐趣中，胎宝宝的发育和心智发展都将得到激励。准妈妈只有在胎教中坚定信心，并做到持之以恒，才能确保胎教成功。科学胎教，贵在坚持。

⊙ 一家三口的亲情互动

为让胎宝宝感受父母的一片爱心，准爸妈要为胎宝宝创造一个和睦、安谧的环境，并使其处在平和、愉悦的氛围中，以确保母子的安全、健康，这也是准爸妈给胎宝宝最深厚的爱。

亲情互动

肚子里面有了一个新生命，准爸妈恨不得从一开始就把各种知识"塞"到宝宝的脑袋里。但是，胎教并非一蹴而就。从怀孕6个月开始，对胎宝宝就可以每天定时实施声、光、触摸等刺激，来促进胎宝宝大脑的发育。

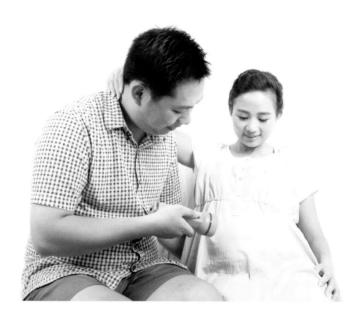

每天抚摸2~4次。最好是在晚上8~10点之间进行。当然如果早上醒来，准爸妈可以及时地抚摸胎宝宝并可和语言胎教相结合，每天做2~4次，每次5分钟。

每天用手电筒照5分钟，从视觉上丰富宝宝的环境。因为胎宝宝的眼睛在看到不同于羊水色彩的时候，大脑就会做出反应。一般从6个月以后，每天用手电筒紧贴准妈妈腹壁照射胎头部位，每次持续5分钟左右，进行的时间最好在晚上8~10点胎动活跃时。

与胎宝宝进行互动式抚摸

在音乐中轻抚腹部。胎宝宝一般在傍晚时活动较多，最好选择此时进行。准妈妈排空膀胱后，仰卧于床上或坐在舒适宽大的椅子上，全身放松，把双手手指放在腹部。然后，伴着轻松的音乐，按从上到下、从左到右的顺序，轻轻、反复做抚摸动作。经过一段时间，只要准妈妈一触摸，胎宝宝就会一顶一蹬地主动迎上来。

和胎宝宝玩踢肚游戏。胎宝宝开始踢妈妈肚子时，准妈妈可以轻轻拍打被踢部位，等待第二次踢肚；一般来讲，1~2分钟后胎宝宝可能会再踢，这时准妈妈轻拍几下再停下来；待胎宝宝再踢时，若准妈妈改换拍的部位，胎宝宝便会向改变的地方踢去，但要注意改变的位置不要离胎宝宝一开始踢的地方太远。这个游戏每天玩2次，每次数分钟。如果准爸爸和准妈妈一起做抚摸胎教，既可增加夫妻感情，又会与胎宝宝建立亲密关系。

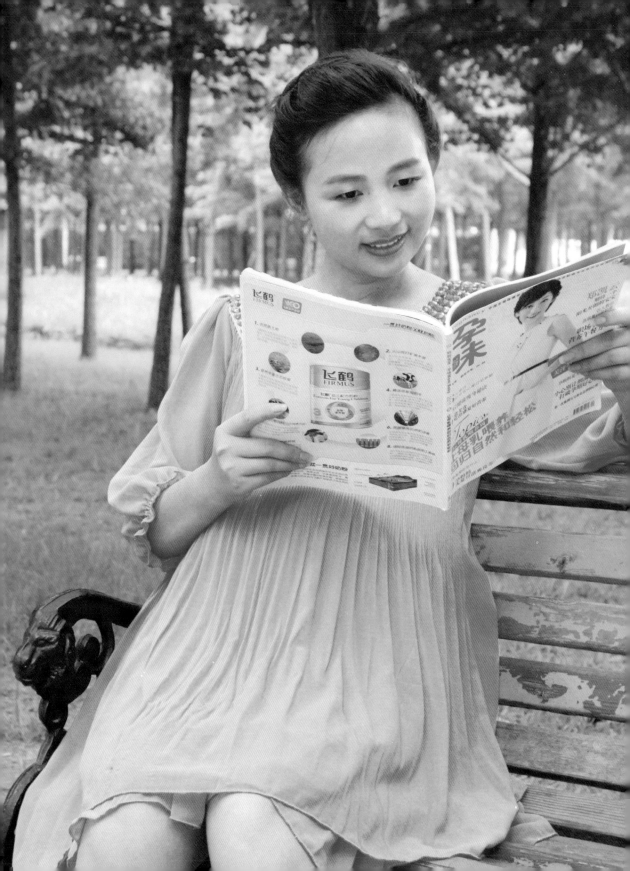

第8章

感受彼此的孕7月

进入孕 7 月，宝宝踢人的次数越来越多，准妈妈每一天都在兴奋与满足中度过，而且有强烈的成就感。和胎宝宝一起，幸福地感受彼此吧!

本月胎宝宝的发育状况

1 **身体** 胎宝宝大约有35厘米长，重量约1000克。皮下脂肪不多，皮肤粉红，有时有胎脂。

2 **肺部** 肺泡开始发育，能吸进氧气，呼出二氧化碳。但肺等呼吸器官尚未发育完全。

3 **舌头** 胎宝宝在7个月左右已经具有感觉味道的能力。舌头的味蕾可以感觉苦、辣、酸、甜、咸五味。

4 **眼睛** 眼睑的分界清楚地出现，眼睛能半张开，出现了眼睫毛。

5 **大脑** 胎宝宝大脑的皱褶越来越多，大脑中负责听声音的侧叶逐渐发达，能感觉到声音的节奏。

本月准妈妈的身体变化

1 **身体** 准妈妈体重增加了8～11千克，部分准妈妈的胳膊和腿开始出现水肿。另外随着腹部的不断增大，肚子上、乳房上会出现一些暗红色的妊娠纹，脸上的妊娠斑也明显起来。

2 **子宫** 随着胎宝宝的迅速增长，准妈妈的宫底高度已在脐上三横指，尺测耻骨联合上的子宫高度达26厘米。子宫顶部大概超过肚脐7.6厘米或更多。

3 **心脏** 因子宫增大迫使膈肌升高，心脏向左、向上、向前移位，表现为心脏血容量增加，心率加快，心搏出量增加，血压正常或轻度升高，下肢静脉压升高等。

4 **胃部** 饭量往往会增加许多，但因受增大的子宫挤压，使胃肠蠕动减弱，胃酸分泌减少，经常出现饱胀感、"烧心"和便秘。

本月日常护理注意事项

1 准妈妈在补充足够营养的同时，也要注意控制体重，使皮下脂肪不要增加过快；并且每次洗完澡后，在大腿及腹部等处涂上润肤霜或妊娠霜，做轻轻的按摩，这样可以预防妊娠纹的产生。

2 不要因为腰腹变粗了，妊娠斑爬上额头了，准妈妈就完全放弃了打扮。其实，如果穿戴整齐，将自己收拾得干干净净，准妈妈还是非常靓丽的。这也是对胎宝宝的一种美的胎教。

3 由于肚子越来越大，准妈妈走起路来会身体稍向后仰，看不见脚下的路。为避免摔跤，准妈妈一定要注意看路，动作尽量和缓。

本月饮食注意事项

孕期大量进补会使胎宝宝长得过大，甚至造成难产。所以要吃得科学。

绿豆中赖氨酸的含量高于其他食品，而赖氨酸是人体必需的氨基酸；同时绿豆又清热解毒、利尿消肿，是准妈妈补锌和预防妊娠水肿的食疗佳品。

本月运动时注意事项

这个月运动的目的是舒展和活动筋骨，应该以稍慢的体操为主。

这段时间准妈妈身体负担很重，运动时一定要注意安全，控制运动强度，并且不要久站、久坐或长时间走路。

本月准爸爸必修课

了解分娩呼吸法，帮助准妈妈做练习。

生活中多照顾准妈妈，随时搀扶一把，协助准妈妈穿衣和系鞋带。

⊙ 预防孕晚期宝宝早产

妊娠在满28周至不满37周之间终止的称早产。多数早产儿体重为1000～2500克，身长小于45厘米。早产是新生宝宝死亡最主要的原因，占新生宝宝病死总数的50%左右。

早产原因

早产的原因很多，如准妈妈患有妊娠高血压综合征、合并急性或慢性疾病、异常子宫等。在胎宝宝及胎盘方面，主要有胎膜早破、多胎妊娠、羊水过多、宫内感染、胎盘疾患或胎盘位置不正常等。此外，遭受外部伤害，也是导致早产的重要原因，如准妈妈在怀孕后期，不慎被挤、被撞、跌倒，以及过度劳累或抬拿重物等。

什么样的准妈妈容易早产

· 年龄偏小或偏大的准妈妈，如小于18周岁的准妈妈、35周岁以上的准妈妈。

· 准妈妈有不良嗜好，如

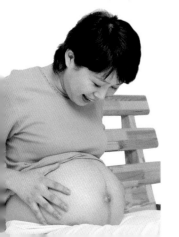

长期吸烟、酗酒或熬夜等。

· 曾有过流产史或早产史的准妈妈，以及患有某种病症的准妈妈，如妊高征、胎盘前置、心脏病、阑尾炎、肾炎等。

· 怀有双胞胎或多胎的准妈妈。

· 胎位不正或羊水过多的准妈妈。

了解早产的征兆

· 腹部阵痛。准妈妈没有到达预产期，腹部开始疼痛，且难以忍受。

· 阴道出血。伴随着腹部阵痛，阴道会发生出血的迹象。一般情况下，准妈妈感到腹部阵痛加重，阴道出血量逐渐增多，胎宝宝的生命危险也就随之加大。若是胎盘破水，准妈妈会感到阴道好像有水流出，或多或少，且持续不断。

积极预防早产

· 加强孕期检查。按规定

定期进行产前检查，充分重视可能引起早产的因素，并予以纠正。

· 积极防治妊娠期并发症，尤其需做好妊娠高血压综合征的防治工作。

· 注意孕期卫生保健，避免过度劳累及重体力劳动，如抬拿重物等，还要避免长途旅行、驾车等运动。

· 防止腹部被外力冲撞。应尽量减少外出和乘车的次数，不要到人多拥挤的地方；乘公共汽车或火车时，要注意避开高峰期，上下车时要特别注意保护腹部，在其他各种场合，均应防止腹部受挤；宜穿平跟鞋，以防摔跤。

· 节制性生活。如果性交时情绪紧张，动作剧烈，会导致肾上腺素分泌，造成子宫收缩；性高潮也会造成子宫收缩。而长时间的子宫收缩对胎宝宝的健康不利，甚至引发早产。

⊙ 纠正姿势，呵护腹中宝宝

准妈妈的肚子在孕晚期时越来越大，重心前移，身体各部位受力方向也发生变化，使得坐、立、行等活动受到了限制。为了保证准妈妈能健康、顺利地完成妊娠，就应该纠正一些不好的习惯，保持健康的活动姿势。

孕晚期要避免背部弯曲

由于妊娠期激素可使全身的肌肉拉长，并使之软化，故准妈妈不要过分弯曲腰背，最好以蹲低或跪坐的姿势，代替弯腰。不要举重物，这样无法保持背部的挺直。

从躺着的体位起来时，一定先要转向侧卧位，然后再转向跪姿，用上肢及大腿的力量把身体撑起，以保持背部挺直。

站立时要背部舒展、挺直，利用大腿、臀部、腹部肌肉的支撑来承担胎宝宝的重量，这样能增加上述肌肉的力量。

准妈妈拾取东西时注意不要压迫肚子。不要采取不弯膝盖只倾斜上身的姿势。要先弯曲膝盖，然后弯腰，蹲好后再拾。

缓慢活动，避免摔倒

准妈妈在孕期行动仍要十分小心，尽量避免意外的发生。随着腹部越来越大，准妈妈应该尽量将动作放缓。而且，当不慎摔跤后有一些症状应引起准妈妈的重视，如出血、阴道内流出液体、严重腹痛等，它们可能造成严重的后果。

摔跤和受伤后发生的最严重的结果，是随着胎盘的破裂，胎盘逐渐从子宫内膜上剥离，导致流产或早产；另一可能的结果是摔伤后造成骨折而无法活动。如果准妈妈摔了跤，应立刻由家人送往医院，医生会为准妈妈做详细的体检，并对胎宝宝的状况进行监测。

不要久坐久站

女性妊娠时，下肢和外阴部静脉曲张是常见的现象，静脉曲张往往随着妊娠月份的增加而逐渐加重，越是到了妊娠晚期，静脉曲张越厉害，经产妇比初产妇更为常见而且严重。这是因为，妊娠时子宫和卵巢的血容量增加，以致下肢静脉回流受到影响；增大的子宫压迫盆腔内静脉，阻碍下肢静脉的血液回流。如果准妈妈久坐或久站，势必加重阻碍下肢静脉的血液回流，使静脉曲张更为严重。

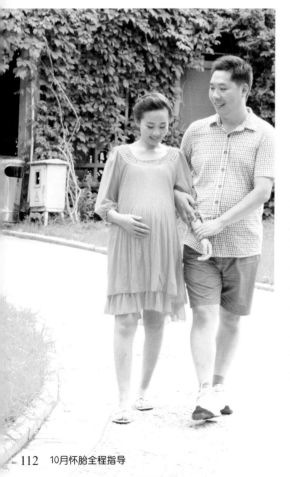

⊙ 与大自然的亲密接触

妊娠中的外出旅行，不仅对分娩有帮助，也能有效地改善准妈妈的心情。而且户外的美丽山水会通过准妈妈的身心愉悦传递给胎宝宝，让肚子里的宝宝也和准爸妈一同享受大自然的美景。

旅游的最佳时机

一般来说，妊娠第6~7个月是最适宜准妈妈短途旅行的时机。这时，胎宝宝渐渐安定，离出生还有一段时间，准妈妈身体还比较便于活动，不妨选一个好天气，与胎宝宝、准爸爸一起享受一下外出度假的乐趣。

旅行前做好出行计划

在旅行之前，准爸爸和准妈妈应先做好旅行计划，制订时一定要考虑到让准妈妈充分休息，因此行程不要安排得太紧，以免让准妈妈及胎宝宝太劳累。最好不要选择在旅游黄金周出游，而且要避免人多、地形复杂的地方。事前先安排好周全的计划，不但能让准妈妈放松心情，还能让胎宝宝体会到寓教于乐的乐趣。

为了旅行的绝对安全，交通工具的选择一定要慎重，应避免长距离的旅行，搭乘交通工具的时间宜尽量缩短，不建议选择四五个小时都要在高速公路上行驶的方案。

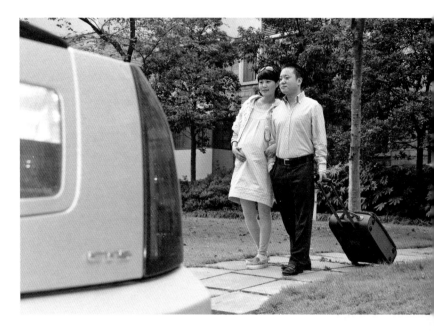

提前准备出行装备

秋季天凉、气候多变，所以要多带几件宽松舒适的衣裤，还要准备平底防滑的鞋子，以免造成意外伤害。如果条件允许，可以带一只自己用习惯的小枕头或软垫供途中使用。

享受旅途快乐

旅行是快乐的，漫步在大自然中，可以充分感受到它的广阔、神奇和美丽。对一个新生命来说，了解大自然是促进胎宝宝智力开发的很重要的胎教基础课。

旅行时注意饮食卫生与安全

出门在外，饮食一定要注意安全卫生，以免造成腹泻等疾病的发生。就餐时同样要注意营养的合理搭配，避免刺激性的食物。

旅行中要注意人身安全，随时关注胎宝宝的状况。若途中发生腹痛、阴道出血等现象，应终止出游，立即就医。

⊙ 有利于顺产的运动

许多准妈妈因为担心"生产不顺"而不肯选择自然分娩。为了日后分娩顺利，准妈妈可以试一试下面几项有利于顺产的运动。

肋下伸展运动

两腿不要重叠，结跏趺坐。用鼻子深呼气，然后分8拍呼气还原，同时将皮球向旁边推出。在推皮球的同时，将一侧胳膊向上伸展。

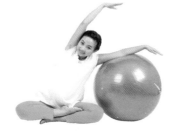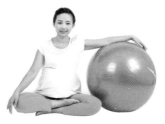

肋下伸展运动-1　　　　　肋下伸展运动-2

向前推皮球

最大限度地张开双腿坐立。双手放在皮球上，在呼气的同时将皮球向前方推出。

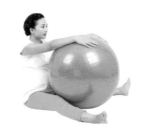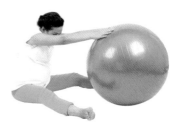

向前推皮球-1　　　　　向前推皮球-2

压在皮球上

将皮球置于后背部，靠着皮球坐下。呼气的同时，倚着皮球将身体向后倾。伸直膝盖，最大限度地挺直整个身躯。

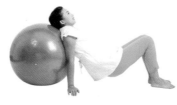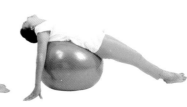

压在皮球上-1　　　　　压在皮球上-2

坐在皮球上转动腰部

坐在皮球上，双腿最大限度地分开，两手自然地放在膝盖上。在分8拍呼气的同时，以画圆圈的方式转动腰部。

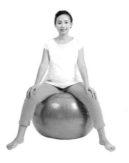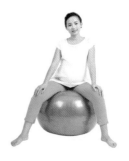

坐在皮球上转动腰部-1　　　　　坐在皮球上转动腰部-2

饮食营养，全面均衡

⊙ 评定孕中期准妈妈的营养状况

随着孕7月的结束，也就意味着孕中期已临近尾声了，这时应该测一下体重，估计一下胎宝宝的发育情况，来评定自己在孕中期的饮食是否合理，是否存在营养不良或是营养过剩的问题。

准妈妈为什么会营养不良

这种情况大多发生在孕前身体较瘦弱、体质较差的准妈妈身上。由于之前就有挑食、偏食的倾向，怀了宝宝以后又不愿改变已养成多年的饮食习惯，这样一来孕期营养不良就发生了，并影响到了宝宝的生长发育。

营养不良准妈妈的一日菜单

营养不良的准妈妈不妨在食谱上增加鸡蛋、牛奶、瘦肉、鱼虾这些优质蛋白的摄入。营养师专门针对这类准妈妈安排了一日菜单。

早 餐	点 心
牛奶1杯约250毫升，白煮蛋1个，虾仁馄饨10个	麦片粥1小碗；橙子1个
午 餐	点 心
米饭1小碗，青椒炒猪肝1小碟，盐水大虾4个，醋熘白菜1碟，西红柿蛋汤1碗	酸奶半杯约150克；羊角面包1小个；猕猴桃1个
晚 餐	点 心
米饭1小碗，洋葱牛肉丝1小碟，清蒸鳜鱼半条，香菇菜心1碟，紫菜虾皮汤1碗	牛奶1杯约250毫升；饼干2小块

什么样的准妈妈会营养过剩

在这段时期与营养不良的准妈妈相比，营养过剩的准妈妈更多见。唯恐会饿着腹中的宝宝，就不停地吃，几乎除了睡觉，其余的时间几乎都被吃所占据，由于往往在27周孕中期结束时，这类准妈妈已经把整个孕期可以增加的体重全部增长齐了。

营养过剩准妈妈的一日菜单

营养过剩的准妈妈需要抛弃原本十分喜爱的甜食、水果，跟着营养师安排的一日菜单这样吃。

早 餐	点 心
脱脂牛奶1杯约250毫升，白煮蛋1个，玉米棒1个	西红柿1个
午 餐	点 心
米饭1小碗，青椒肉丝1小碟，木耳炒芹菜1小蝶，凉拌菠菜1小碟，冬瓜虾皮汤1碗	无糖低脂酸奶1杯约150克，黄瓜1根
晚 餐	点 心
米饭1小碗，白灼基围虾6个，蒜茸生菜1碟，蘑菇豆腐汤1碗	脱脂牛奶1杯约250毫升，全麦吐司1片

⊙ 准妈妈睡前饮食宜忌

饮食习惯的改变也会影响孕期睡眠质量的好坏，均衡的饮食搭配良好的饮食习惯，可以帮助准妈妈更好地休息。所以，专家提醒准妈妈，要想远离失眠，那么在睡觉前，以下这些食物就不要吃。

别吃胀气食物

有些食物在消化过程中会产生较多的气体，从而产生腹胀感，妨碍正常睡眠。如豆类、圆白菜、洋葱、西蓝花、紫甘蓝、青椒、茄子、土豆、红薯、芋头、玉米、香蕉、面包、柑橘类水果和添加木糖醇（甜味剂）的饮料及甜点等，准妈妈需加以注意。

别吃辣咸食物

辣椒、大蒜及生洋葱等辛辣的食物，会造成胃部灼热及消化不良，从而干扰睡眠。

另外，高盐分食物会使准妈妈摄取太多钠离子，促使血管收缩，血压上升，导致情绪紧张，造成失眠。如果本来就有高血压病史，进食高盐分食物很有可能引发高血压性头痛及中风。

别吃过于油腻的食物

晚餐丰盛油腻，或进食一堆高脂肪的食物，会加重肠、胃、肝、胆和胰脏的工作负担，刺激神经中枢，让它一直处于工作状态，从而导致失眠。最聪明的做法是，把最丰盛的一餐安排在早晨或中午，晚餐则吃得少一点、清淡一点，如晚餐做一些西芹百合，这样的晚餐能起到安眠的作用。

睡前喝牛奶的好处

因为牛奶中含有一种能使人产生疲倦欲睡的生化物L-色氨酸，还有微量吗啡类物质。这些物质都有一定的镇静催眠作用，特别是L-色氨酸，它是大脑合成羟胺的主要原料，羟胺对睡眠起着关键的作用，它能使大脑思维活动暂时受到抑制，从而使人想睡眠，并且无任何副作用；而且牛奶黏附在胃壁上也好吸收，牛奶中的钙还能清除紧张情绪，对准妈妈的睡眠更有益，故晚上喝牛奶好，有利于准妈妈的休息和睡眠。

再告诉准妈妈一个远离失眠的小偏方，将鲜梨皮、橘皮、香蕉皮50～100克放入不封口的小袋中，放在枕边，果皮散发的香味可助准妈妈一夜好眠。

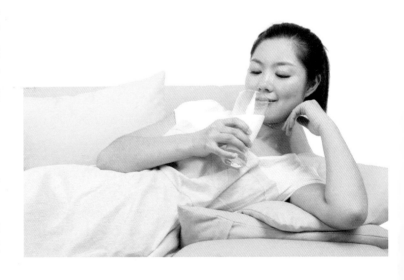

细心耐心，做个称职准爸爸

⊙ 照顾准妈妈主动周到

随着孕期的逐渐深入，准爸爸可能已经习惯了自己的角色，对准妈妈的照顾也越来越周到了，一定记得要坚持下去。

照顾准妈妈要主动

帮准妈妈剪指甲属于极具创意的做法。事实上，这种做法也最能够给准妈妈提供一种安全感，即使多几次也不为过。首先，关心准妈妈的手会让她很感动，而且看到准爸爸能够为自己这样付出她也会很开心。

有些孕妇装，特别是孕妇裙通常在背后有个拉链，行动越来越笨拙的准妈妈想要自己拉好拉链还是挺吃力的，系鞋带也同样有难度。有眼力的准爸爸这时如能主动上前帮准妈妈的忙，一定会让她心情愉悦。

让准妈妈多想有益的事情

准爸爸应让准妈妈多想一些对胎宝宝有益的事，消除那些对胎宝宝不利的想法。尤其是关于胎宝宝性别这方面，更不能造成准妈妈的心理负担。

纠正准妈妈的错误姿势

准爸爸最好能够随时纠正准妈妈的错误站姿，提醒其正确的站姿：抬头挺胸，两腿平行，双脚打开，重心落在脚掌上；尽量收腹提臀、收下腭展背部。

准妈妈行走姿势不对应提醒。准爸爸应及时纠正准妈妈的错误行走姿势，并给予正确姿势的示范：抬头挺胸，稍稍放低下腭，收紧臀部；走动时步伐要稳健。

帮准妈妈测体重

从现在开始，准妈妈可每周测量一次体重，一般每周可增加500克。准妈妈体重过重或不增加，都是不正常的表现。准爸爸应该认真帮准妈妈把每次的体重测量数据记录下来。

做好准妈妈的牙齿防护工作

准妈妈怀孕以后，准爸爸要为准妈妈做好牙齿防护工作，如在准妈妈的菜单中加入豆制品、鸡蛋和新鲜果蔬等，

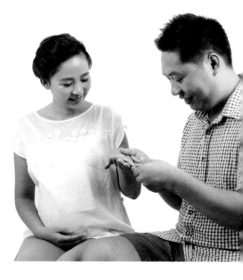

以补充钙质，增强抵抗力；还要严格禁止准妈妈晚上吃零食，平时吃完饭后要提醒准妈妈刷牙或给她准备无糖的口香糖，以预防龋齿。

关注准妈妈的头晕症状

准妈妈出现头晕眼花，准爸爸要高度重视，切不可忽视。如果仅是妊娠反应或低血压引起的，要提醒准妈妈卧床休息，还要注意她的日常饮食。更要提醒她站起来或变换身体姿势时，动作缓慢一些，这样就可以避免头晕症状的发生。

⊙ 准爸爸要为准妈妈减轻压力

怀孕的时间已经过半，许多准妈妈却越来越觉得煎熬，心中千滋百味，担忧、焦虑和困惑等情绪，可能给自己造成很大的心理压力，准爸爸要学会为准妈妈减压。

学会为准妈妈减压

一个人心情状态越不好时，就越想得到亲人的同情和安慰，因此，全家人要行动起来，为准妈妈实行减压计划，给予倍加关怀、爱护、鼓励和支持。尤其是准爸爸，在准妈妈妊娠期间，要勇挑重担，多献爱心，为准妈妈减压。

准爸爸可以和准妈妈一起去医院开设的准妈妈课堂，听取全面的孕期知识讲座，以便了解和掌握相关知识，对妊娠、生产、养育等问题做到心中有数，并互相交流、沟通，这样会减少准妈妈因对妊娠不了解而产生的恐惧和忧虑。

准爸爸和其他家人在生活上要多关心爱护准妈妈。如在准妈妈需要洗浴的时候，可以帮助准妈妈，避免因其大腹便便而滑倒等意外状况的发生。准爸爸还可以在每天临睡前（或每天固定时间）给准妈妈轻轻按摩腰腿，缓解孕期酸痛和水肿，使她精神放松、舒适地进入睡眠。

陪准妈妈散散步

阳光、运动和大自然新鲜的空气对于准妈妈来说，都很重要。散步是十分适合准妈妈的运动方式之一。准爸爸可以每天清晨或傍晚陪准妈妈出去散心，在小区里或附近的公园里慢走，准妈妈也可以适当地在散步过程中做体操。通过散步，准妈妈可以忘却心理压力，恢复愉快心情。

做准妈妈的贴身保镖

到了这个时候，准妈妈的肚子越来越大，很快就进入孕晚期了，这个时候以及后面的一段日子，都是比较容易出现意外状况的时候。因此，准爸爸尽量不要在这段时间内去外地出差，尽量陪伴在准妈妈的身边，使原本担心自己会出意外的准妈妈能够松弛紧张的情绪，保持放松、愉快的好心情。准爸爸还可以每周陪伴准妈妈到医院接受定期检查，咨询保健医生，与准妈妈共同做好临产前的准备工作。

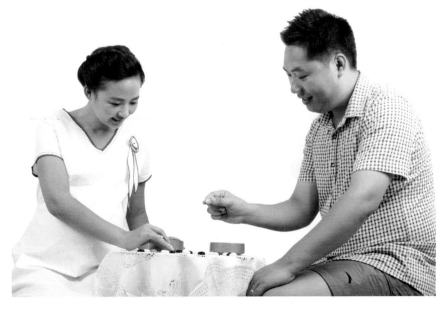

⊙ 使用多种语言做胎教

胎宝宝从25～26周开始，就具有完全的听觉能力了。当听到外界声响时，会有所反应并产生胎动，这便是胎宝宝的一种学习表现。所以，这段时期，准妈妈可以进行英语胎教训练。

英语胎教进行式

从怀孕后7个月开始至胎宝宝出生之前的这段时期，是准妈妈进行英语胎教的黄金时间。准妈妈可以讲一些很简单的英语，如"This is Mommy""It's a nice day""Let's go to the park""That is a cat"，将自己看见、听见的事情，以简单的英语对胎宝宝说出。如果已经替即将出生的宝宝取好了英文名字，准妈妈就更可以常常呼唤胎宝宝的英文名啦！

在练习了"英语胎教"一个月之后，不妨试试其成效。

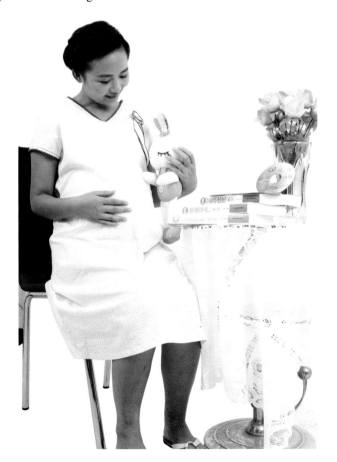

方法是对着胎宝宝说英文语句时，观察他是否每次都有反应，如用脚踢准妈妈的肚子；当用英文叫胎宝宝别再踢时，胎宝宝是否能够平静下来。

其他语言刺激同样可行

有的准妈妈觉得自己的英文水平有限、发音不够标准，或者觉得在"非英语为母语"的环境中实行英语胎教有一定困难，那么就不要勉强进行英语胎教。除了英语外，准妈妈用本土语言（如上海话、广东话）和胎宝宝说话，也可收到异曲同工之效。因为胎教的作用，就是让胎宝宝及早对身边的声音有所认识。准妈妈若是怀孕时进行英语胎教，那么，在宝宝出生之后，仍要持续与宝宝进行英文沟通，不然，宝宝对英文的熟悉程度便会日久生疏。

⊙ 与胎宝宝进行思维沟通

胎宝宝与准妈妈是心灵相通的，所以准妈妈可以通过意念，和宝宝来点"思维沟通"，让胎宝宝充分感受美好的事物和最温暖的爱。在进行过程中，母亲可以细细体会胎宝宝的反应，从而有利于母子情感的交流与互动。

学习让宝宝有好头脑

怀孕后，很多准妈妈可能什么也不干，什么也不学了。现代胎教学认为，准妈妈和胎宝宝之间的信息传递可以使胎宝宝感知到母亲的思想，如果准妈妈既不思考也不学习，胎宝宝也会受到感染，变得偷懒。倘若母亲保持旺盛的求知欲，则可使胎宝宝不断接受刺激，促进大脑神经细胞发育。

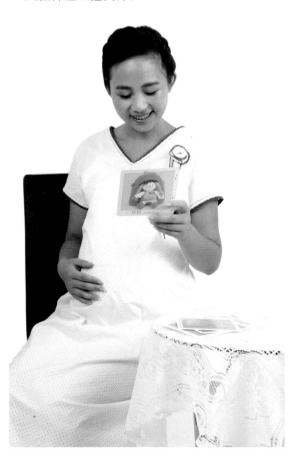

准妈妈的"白日梦"

胎教专家们建议准妈妈在胎宝宝的性格培养上，不妨经常做做"白日梦"。做"白日梦"也是准妈妈与胎宝宝间的一种沟通。

研究者们发现："白日梦"的情节大多数是愉快的结局，一般没有挫折和烦恼。从心理学观点来说，做白日梦是一种相当有效的心理松弛方法，对松弛身心、解决烦恼大有益处。准妈妈心情愉快了，胎宝宝自然会愉快。准妈妈不妨经常想想自己未来的宝宝长得是多么可爱，身体多么结实，头脑多么聪明。或者幻想一下以后一家三口的欢乐生活。

和宝宝一起玩记忆游戏

现在准妈妈可以准备和熟悉将来要与宝宝一起玩耍的游戏。可以找一本有图画的书，随机地翻阅，记住几张你喜欢的图画，然后再随机地翻阅，看看能不能再找到它们。玩过几次，肚中的胎宝宝似乎也能领略到这个游戏的趣味性，等他们出生后，妈妈就可以拿来做一个小测试。尤其是学步期的幼儿对图画书中的图画特别感兴趣时，他们常把注意力集中在每本书里的一两张图画上。对他们来说，看书就像"躲猫猫"游戏一样，孩子会静静地翻着书，直到发现了一张自己喜欢的图画，然后合起来再继续翻阅。把这种游戏移前，在胎教中实施，有望提高孩子的记忆水平。

⊙ 感受美丽和谐的色彩胎教

色彩对人的视觉影响最大，而且是人的第一感觉。现在人们已认识到色彩能影响人的精神和情绪。它作为一种外界的刺激，会直接影响胎宝宝的精神状态，美丽和谐的色彩会给胎宝宝以美的启迪。

用色彩，点亮心情

五彩缤纷的世界，是由不同色彩搭配组合，置身其中，便不再有压抑感。所以，准妈妈可以利用色彩的作用，来装点自己的心情，同时又用色彩来进行胎教。粉红色属于甜美色系，显得光鲜艳丽、幸福甜蜜，并能够引起大家的关爱与照顾；而黄色的衣服，属于沟通的色彩，除了让自己心情舒畅之外，还可以让准妈妈和胎宝宝更好地沟通交流；绿色代表着轻松与希望，准妈妈可以在临产前身着绿色的衣服来放松待产。此外，浅蓝色、白色也都是适合孕期穿着的颜色。

轻快的色彩让你心情愉快

准妈妈此时可以看一些精美的手绘图书或者杂志，轻快的色彩可以让准妈妈心情愉快；可以到离家比较近的公园或绿化好的小区里呼吸一下新鲜空气，看一看蓝天白云、绿叶红花；民间一直流传这么一种观念，妈妈看漂亮的东西多了，生的宝宝就会好看，所以不妨多看一些好看的宝宝绘图或画，心中想象即将出生的宝宝的样子，一来可以培养自己的母性，二来可以使出生的宝宝更漂亮。

让胎宝宝"看一看"艺术作品

在等待分娩的日子里，准妈妈不妨让腹中的胎宝宝"看一看"艺术作品，如可以看看世界名画《向日葵》。《向日葵》是梵·高的代表作之一，是在阳光明媚灿烂的法国南部所作。画家像一团正在燃烧的熊熊火焰，满怀炽热的激情令仿佛旋转不停的笔触显得是那样粗厚有力，色彩的对比也是单纯强烈。梵·高笔下的向日葵不仅仅是植物，而且是带有原始冲动和热情的生命体。这种热情与美，可以使准妈妈和胎宝宝共同得到心灵的滋养与欢愉。

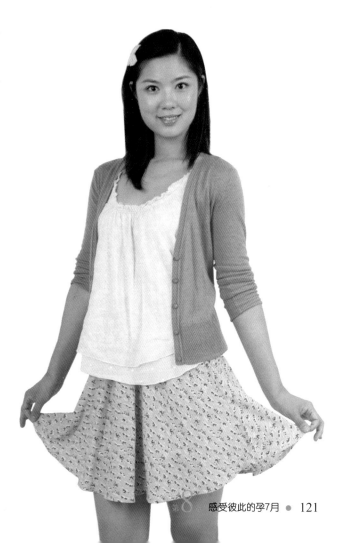

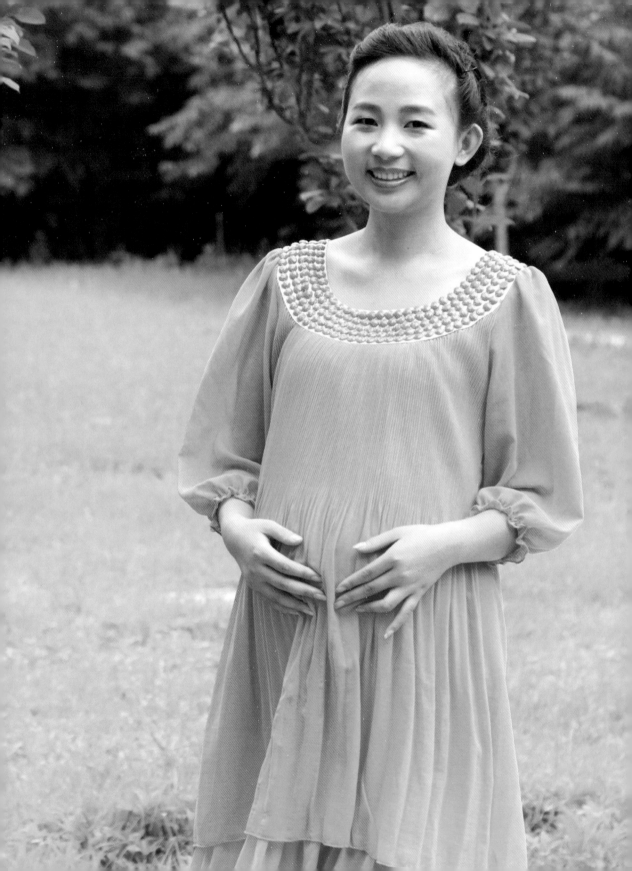

第 9 章

忐忑不安的孕8月

孕8月是孕晚期的开始，胎宝宝仍在不断地发育成长，准妈妈腹部越来越膨隆，行动变得迟缓。准妈妈尽管十分疲惫，不过一想到就要和宝宝见面了，这点辛苦又算得了什么呢。

本月胎宝宝的发育状况

1 **身体** 胎宝宝的身长约40厘米，体重在1700克左右。骨架已完全形成。

2 **眼睛** 视觉发育已相当完善，眼睛时开时闭，对光也会有反应。

3 **耳朵** 听觉系统在这个时候发育完成，除能分辨节奏、声音的高低和强弱外，对日常生活中的各种声音都会有反应。

4 **器官** 肺部和消化器官完全形成。已经具备了呼吸能力，能够分泌消化液。

这时胎宝宝已接近成熟，即使到了母体外也可以生存了。胎宝宝的头部慢慢向子宫下方移动，做出生前的准备。

本月准妈妈的身体变化

1 **身体** 准妈妈已渐渐习惯挺起肚子，重心后移，而身体稍微前倾都会感到异常困难。

2 **子宫** 子宫体积继续迅速增大，子宫底的高度已达肚脐和剑突之间，尺测耻骨联合上的子宫高度平均达29厘米（25.3～32.0厘米）。

3 **皮肤** 因激素的影响，有的准妈妈长出了黄褐斑或雀斑，耳朵、额头周围也可能出现斑点。

4 **乳房** 乳头周围、下腹部、外阴部颜色也越来越深。

准妈妈可能有的感觉

踢得更有力了 在这最后的3个月，宝宝每踢一次都可能会造成准妈妈的疼痛，也许是在肋骨、膀胱、腹股沟、背部，或是其他宝宝想伸展手脚的地方。

本月日常保健注意事项

1 孕晚期，为了安全起见，准妈妈不要出远门，特别是最好不要一个人单独去太远的地方。

2 在怀孕8个月之后，准妈妈如果仰卧时间过久，就会出现头晕、心慌、发冷、出汗、血压下降等症状，甚至神志不清和呼吸困难。所以准妈妈尽量不要仰卧。

3 准妈妈尽量不要挺着肚子走路，否则会使腰痛加剧。走路时最好尽量挺直腰背。

4 到了孕晚期，准妈妈在家的时间可能越来越多，但准妈妈最好还是让自己的生活有规律，不要过多地沉迷在上网和看电视上。

本月饮食注意事项

孕期适当吃红糖比吃白糖更好。中医认为红糖性温，味甘，有益气补血、行血活血、健脾暖胃、化食散热的功效。

维生素C有利于保持白细胞中储存的营养，从而有利于防止胎膜早破，所以孕晚期准妈妈可以适当多补充一些维生素C。

本月运动时注意事项

准妈妈可以利用瑜伽球做孕妇操。瑜伽球软软的，坐在上面就像浮在水面上，能大大减轻下肢的压力，通过向前、后、左、右运动，可以锻炼盆底肌肉和韧带，有助于分娩。

腰部是承受胎宝宝力量的主要支柱，特别到了怀孕后期，准妈妈非常容易腰疼。可以做一些锻炼腰部的运动，来保护腰部。

本月准爸爸必修课

宝宝就要出生了，准爸爸和准妈妈一起给宝宝取个好听的名字吧，可以多起几个，以便和家里的老人一起商量。

提前准备好准妈妈和宝宝的"产巢"，从摆设到颜色都很有讲究。准爸爸一定要尽心，为母婴布置出一个舒适温馨的环境。

⊙ 重视孕晚期检查

进入孕晚期，准妈妈要坚持按时孕检，以便医生及时了解宝宝的情况，在突发状况时采取适当的对策。为了能够密切追踪母体与胎宝宝的健康状况，一般建议妊娠28周之后，每2周做1次产前检查。

了解孕晚期产检项目

怀孕30周、32周应该去医院接受产前检查。孕晚期例行的产检项目和怀孕中期相同，包括测量血压、体重、宫底高度、胎心音、水肿和验尿，此外，胎位、胎动情况以及子宫收缩的情形也是检查的重点。

对于前置胎盘的准妈妈，医生会提醒注意无痛性阴道流血，因为怀孕晚期的无痛性阴道流血是前置胎盘的典型症状。正常怀孕时，胎盘附着于子宫的前壁、后壁或者侧壁。如果胎盘部分或者全部附着于子宫下段，或者覆盖在子宫颈内口上，医学上称为前置胎盘。这种病是怀孕晚期出血的重要原因之一，是围生期危及母儿生命的严重并发症，所以一定要严密关注。

加强孕期保健

妇产专家讲，预防早产儿出生的关键是加强孕期保健。从妊娠早期开始，就要坚持做好产前检查，以便尽早发现问题，进行恰当的处理。积极预防和治疗妊娠高血压综合征及各种异常妊娠。注意改善生活环境，减轻劳动强度，增加休息时间。保持心境平和，消除紧张情绪，避免不良刺激。要摄取合理的充分的营养，多吃含蛋白质丰富的鱼、肉、蛋及豆类食品，多吃些新鲜蔬菜及水果。怀孕后期应多卧床休息，并采取左侧卧位，以改善子宫、胎盘的血液循环，减少宫腔内向宫口的压力。

妊娠期间要节制性生活，妊娠8个月后应避免性生活。发现产前出血（主要是前置胎盘和胎盘早剥）和先兆早产征象应及时请医生诊治。如能做到以上几条，就可如愿以偿"瓜熟蒂落"，避免"早产儿"出世。

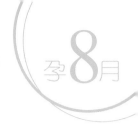

孕育小百科

B型肝炎抗原：准妈妈如果是乙肝大三阳或小三阳，DNA阳性，在新生宝宝刚出生24小时内，必须给宝宝先行注射一剂B型肝炎免疫球蛋白，然后再按时注射乙肝疫苗。准妈妈若为B型肝炎小三阳，DNA阴性，产后亦可母乳喂养。

⊙ 提前准备待产包

待产包是准妈妈为生产住院及坐月子而准备的各类物品的总称，包括妈妈用品、宝宝用品、入院重要物品。为避免突然阵痛引起的惊慌，超过妊娠28周后，准妈妈就应该准备待产包了。一旦见红或破水，出现生产预兆，提上这个待产包，就不怕丢三落四了。待产包内的物品并非多多益善，要合理规划，避免浪费。

产妇用品

· 肥大、容易穿脱的睡衣裤2套以上，纯棉内裤3～4件、哺乳胸罩或背心2~3件。

· 短棉袜2双、拖鞋1双（最好是带后跟的棉拖鞋）、束腹带、防溢乳垫、体温计。

· 大卷卫生纸两卷、医用卫生巾或产妇卫生巾、餐巾纸、湿纸巾。

· 洗脸毛巾1条、洗脚毛巾1条、洗下身毛巾1条、小镜子1个。

· 脸盆2个，柔软牙具1套（包括漱口水）、吸管若干，可加热的饭盒、筷子、勺子。

宝宝用品

· 纯棉内衣（长袖）4件，2双线袜、帽子、婴儿包被、纸尿裤2包（有的医院会提供宝宝衣物）

· 吸奶器1个、奶粉1袋、小毛巾3条，奶瓶2个（1大、1小）。

· 奶瓶刷子1个，不锈钢锅（温奶、消毒）或奶瓶消毒锅1个。

入院重要物品

· 入院证件：医院就医卡、母子健康手册一定要记得带好，此外还有身份证、准生证、计划生育证。

· 照相机、摄像机：以便给宝宝、妈妈拍照、摄像留念，注意要带上备用电池和充电器，以确保电量够用。

· 手机：准妈妈一定要带好手机，有情况可以随时和家人联系。另外也需要看时间来记录阵痛、宫缩间期。

· 银行卡和现金：两者都需要准备，一定要带好现金，买点小东西的时候也方便。

· 笔记本、笔：不但可以用来记录阵痛、宫缩时间，还可以写宝宝日记。

待产包放置窍门

将物品按照入院、分娩、住院、出院的时间段，分别放置在不同的袋子里，然后再装入待产包。这样使用时就不需要大范围翻找了。建议将妈妈用品和宝宝用品各放置在不同的小包，然后再一起放入一个大包里，另外将贵重物品放在随身携带的小包里。

值得注意的是，以上所说的内容并不需要面面俱到，要结合自身和所在医院的情况，有选择地准备，做到有备无患即可。

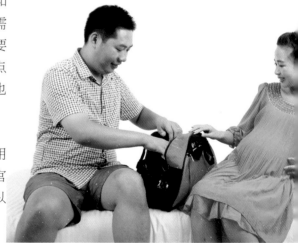

⊙ 警惕胎盘功能不全

胎盘功能不全是指准妈妈产前或产时子宫与胎盘之间的血液交换发生障碍，致使胎盘功能受到损害，胎盘的作用低下、减退，造成胎宝宝缺氧、营养不良、发育迟缓以及胎宝宝窘迫，甚至危及胎宝宝生命。

如何检查胎盘功能

自怀孕32周开始，应定期到医院做有关胎盘功能的检查，关注胎盘的健康状况。

最简单的方法是计数胎动：因为胎动和胎盘供血状态有密切联系，如果胎盘功能减退，胎宝宝可因慢性缺氧而减少活动。如果胎宝宝在12小时内的活动次数少于10次，或逐日下降超过50%而不能恢复，或突然下降超过50%者，提示胎宝宝缺氧。准妈妈应高度重视，及时采取左侧卧位，增加胎盘血流量，并到医院进一步检查和治疗。

B超检查：包括胎宝宝双顶径大小、胎盘功能分级、羊水量等。

预防胎盘功能不全

怀孕期间要摄入足够的维生素、钙、铁、蛋白质等营养物质，注意合理饮食，平衡膳食。

孕期要劳逸结合，尤其在妊娠晚期，更要坚持适度散步，以促进全身血液循环。自己在家里可记数胎动，对腹中宝宝的健康状态密切关注。

定时做产前检查。尤其是患妊娠高血压综合征，心脏、肾脏等疾病的准妈妈。

如到了预产期仍不见动静，准妈妈应及时去医院产科就诊，检查胎盘功能是否减退，如果出现胎盘老化，医生会根据胎盘功能减退的程度决定是否需要催产或剖宫产。

⊙ 警惕胎膜早破

正常情况下，胎膜在临产期破裂。如果胎膜在临产之前（即有规律宫缩前）破裂，这就叫胎膜早破。胎膜早破在产科的发生率为2.1%～10.7%，由于胎膜早破没有什么痛苦，病人往往不予重视，因而常延误了诊治，以致造成悲剧。

胎膜早破症状

准妈妈可能会突然感到有水从阴道内流出，时多时少，连续不断地往外流。如果胎膜破口较小，或破裂的地方较高时，则羊水的流出量少，如果从阴道内往上推动先露时有羊水流出，即可确定是胎膜早破；反之，推动先露部但并不见流液增多，往往可能是尿失禁。胎膜早破对母子二人都有危险，必须赶快由家人送往医院。

如何应对胎膜早破

发生胎膜早破时，首先需要注意的是防止细菌感染。发生破水后，羊水有可能流进子宫内部，因此不能淋浴或盆浴。极少数情况下，破水的同时脐带也会娩出，这时因氧气不足，胎宝宝处境非常危险。发生早期破水后，应该马上去医院，在医院接受诱导分娩，如果用这种方法超过24小时仍不能分娩，应实施剖宫产手术。

⊙ 胎位不正早发现、早纠正

通常，医学上称枕前位为正常胎位，胎宝宝背朝前胸向后，两手交叉于胸前，两腿盘曲，头俯曲，枕部最低。除此之外，其余的胎位均为异常胎位。早期纠正胎位，对难产的预防有着重要的意义。

胎位不正的确诊

大约有3%的准妈妈可能胎位不正，引起的原因有：早产、胎宝宝畸形、羊水不正常、胎宝宝生长过慢、脐带太短、子宫畸形、胎盘不正常、骨盆狭窄、多胎等。在孕期常见的胎位异常有臀位、横位、头位异常。一般在孕28周后通过B超检查证实为异常胎位时，才会引起准妈妈的注意。

臀位诊断：腹部检查子宫呈纵椭圆形，子宫底部可触到圆而硬、按压有浮球感的胎头。耻骨联合上方可触到软、宽而不规则的胎臀。胎心音在脐上方左侧或右侧听得最清楚。B超检查胎头在肋缘下。耻骨联合上方为臀或足。

横位诊断：子宫呈横椭圆形，胎头可在母体腹部一侧被触及，耻骨联合上方较空虚。胎心音在脐周两旁最清楚，B超检查胎头在母体腹部的一侧。

胎位不正的纠正

妊娠28周后经腹部、阴道、B超检查可检查是否为异常胎位。妊娠32周以后，宝宝生长迅速，羊水相对减少，此时胎宝宝的姿势和位置相对固定。所以在孕32周以后，如果宝宝还是"胎位不正"就基本上等于确定了。所以胎位不正最合适的纠正时间为孕30~32周。

胸膝卧位法适用于孕30周后胎位仍为臀位或横位，无脐带绕颈的准妈妈。具体操作为：准妈妈于饭前、进食后2小时或早晨起床及晚上睡前，先排空尿液，然后放开腰带，双膝稍分开（与肩同宽），平躺在床上，胸肩贴在床上，头歪向一侧，大腿与小腿呈90°直角，双手下垂于床两旁或者放在头两侧，形成臀高头低位，以使胎头顶到母体的横膈处，借重心的改变来使胎宝宝由臀位或横位转变为头位。

侧卧位法适宜于横位和枕后位。具体做法为：侧卧时可同时向侧卧方向轻轻抚摩腹壁，每天做2次，每次10~15分钟。经过以上方法矫正仍不能转为头位，需由医生采取外倒转术。

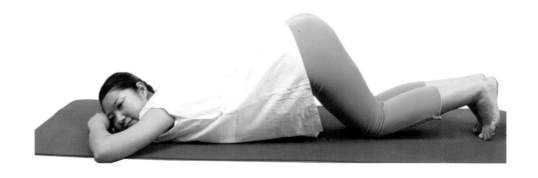

⊙ 做做操，缓解身体疼痛

随着身体的日益沉重，身体的各种疼痛迎面而来，准妈妈可以通过体操的方式来缓解这些疼痛。

缓解腰部疼痛

转动腰部：盘腿坐下，手放在膝盖上，结跏趺坐，然后一边呼气一边以8拍时间为单位转动腰部。（如图：转动腰部）

将腰部弯成弓形：屈膝至不压迫肚子的程度，用胳膊搭住小腿，然后一边呼吸一边向前弯腰。（如图：将腰部弯成弓形）

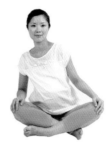
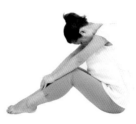

转动腰部　　　　将腰部弯成弓形

缓解肩膀疼痛

站立转动肩膀：双腿分开，与肩部同宽。膝盖稍微弯曲，双手抓住肩膀自然转动肩部。前后交替重复数次。（如图：站立转动肩膀）

十字体操：身体直立，胳膊叠成十字。脸转向相反方向，扭曲肩膀。然后转换方向进行十字体操，以此重复。（如图：十字体操）

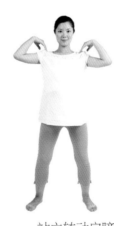
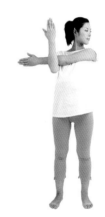

站立转动肩膀　　　　十字体操

缓解手脚麻木、痉挛

动作1：倚墙或皮球坐下，前后活动脚腕，每8拍休息一次。（如图：缓解手脚麻木、痉挛1）

动作2：弹动手脚。仰卧，胳膊和腿自然上抬，然后轻轻弹动手和脚。（如图：缓解手脚麻木、痉挛2）

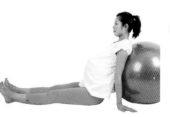
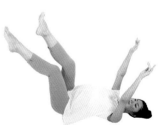

缓解手脚麻木、痉挛1　　　缓解手脚麻木、痉挛2

饮食营养，全面均衡

◎ 孕晚期应适度补充营养

孕晚期胎宝宝的营养需求达到了最高峰，这时准妈妈需要摄入大量的蛋白质、维生素C、叶酸、B族维生素、铁和钙，但是准妈妈要注意合理饮食，不能乱补，避免体重增加过度和生出巨大儿。

孕晚期准妈妈需要的营养

怀孕晚期胎宝宝生长得更快了，需要的营养达到最高峰，再加上准妈妈需要为分娩储备能量，所以准妈妈在膳食方面要做相应调整。

首先，要多吃含矿物质丰富的食物，特别是含铁和钙丰富的食物。含铁丰富的食物有动物的肝脏、菠菜和蛋黄等。动物的肝脏中含有血红素、铁、叶酸和维生素等，是孕晚期补充铁的较好选择。含钙丰富的食物有海鱼、海米和虾

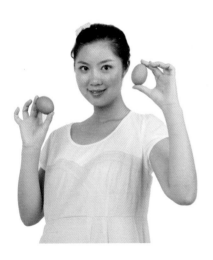

仁等。

其次，要增加蛋白质的摄入，以防止产后出血，增加泌乳量。再次，要补充必需的脂肪酸和DHA。DHA是胎宝宝大脑、眼睛发育和维持正常功能所需的营养素，人体内不能合成，必须从食物中获得。鱼肉中DHA含量较高，准妈妈应多食用。

最后，要吃含有丰富维生素和膳食纤维的食物。绿叶蔬菜如菠菜和白菜等；水果含有较多的维生素C和果胶。多吃蔬菜水果，有助于防治便秘。

孕晚期准妈妈宜吃的食品

多吃含有丰富胶原蛋白的食品，如猪蹄等，有助于增加皮肤的弹性。

多吃鲫鱼、鲤鱼、萝卜和冬瓜等食物，有助于缓解水肿症状。

多吃核桃、芝麻和花生等含不饱和脂肪酸丰富的食物，

以及鸡肉、鱼肉等易于消化吸收且含丰富蛋白质的食物。

多选用芹菜和莴苣等含有丰富的维生素和矿物质的食物。

经常吃一些富含碘的食物，如海带和鱿鱼等。

合理饮食避免巨大儿

在怀孕的最后3个月里，准妈妈无需大量进补，准妈妈的过度肥胖和巨大儿的产生对母子双方健康都不利。体重增加每周不应超过500克，体重超标极易引起准妈妈妊娠期糖尿病。新生婴儿的重量也非越重越好，3~3.5千克为最标准的体重。从医学角度看，超过4千克属于巨大儿，巨大儿产后对营养的需求量很大，但自身摄入能力有限，所以更容易生病。此外，巨大儿在娩出时容易使妈妈产道损伤，产后出血概率也比较高。

⊙ 科学配餐，抵御食欲不振

随着肚子越来越大，准妈妈经常会感到胃很胀满，食欲也受到了影响，吃什么都没有胃口，但为了胎宝宝的健康，还是要让自己摄入足够的营养。

少食多餐，养胃为主

虽然现在食欲不振，但还是建议准妈妈每天5~6餐，还可以多吃一些有养胃作用、易于消化吸收的粥和汤菜。在做粥的时候，准妈妈可以根据自己的口味和具体情况添加配料，或配一些小菜、肉食一起吃；粥可以熬得稠一些，也可以熬得稀一些。

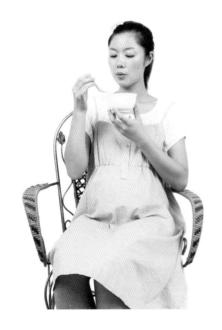

适量吃海带，补充微量元素

准妈妈在孕晚期应保证每周吃一次海带。海带富含碘、钙、磷、硒等多种人体必需的微量元素，其中钙含量是牛奶的10倍，磷含量比所有的蔬菜都高。海带还含有丰富的胡萝卜素、维生素B$_1$等维生素，有防治肥胖症、高血压、水肿、动脉硬化等功效，故有"长寿菜"之称。

海带不仅是准妈妈最理想的补碘食物，还是促进宝宝大脑发育的好食物。最适合准妈妈的海带吃法是与肉骨或贝类等清煮做汤、清炒海带肉丝、海带虾仁，或与绿豆、大米熬粥，还有凉拌也是不错的选择。

在用海带煮汤时需注意，海带要后放，不加锅盖，大火煮5分钟即可。炒海带前，最好先将洗净的鲜海带用开水焯一遍，这样炒出来的海带才更加脆嫩鲜美。

海带性寒，对于准妈妈来说，烹饪时宜加些性热的姜汁、蒜蓉等，而且不宜放太多油。

适量食用青辣椒

青辣椒含有丰富的维生素C，维生素C又叫抗坏血酸，是人体不可缺少的重要维生素。据测定，每500克青辣椒含维生素C 525毫克，比番茄高9倍，比大白菜高3倍，比茄子高35倍，比白萝卜高2倍。

当然了，除了维生素C外，青辣椒中还含有蛋白质、脂肪、糖、矿物质、辣椒素等多种营养元素。其中，辣椒素能够刺激唾液及胃液分泌，使胃肠蠕动加快，增进食欲及帮助消化。准妈妈可以适量食用青辣椒，例如在一些菜肴中添加适量的青辣椒以借味儿。但食用过多的青辣椒会刺激肠胃，所以，准妈妈一定要注意。

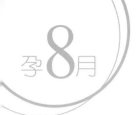

细心耐心，做个称职准爸爸

◎ 做任劳任怨的"老黄牛"

到了孕晚期，准爸爸更要做任劳任怨的"老黄牛"。身体负担日益加重的准妈妈，需要准爸爸更多的关心与爱护。也许准爸爸不经意的一臂之力，就会让准妈妈感到无比的欣慰。

给准妈妈进行甜蜜按摩

给准妈妈按摩当然不要求准爸爸像专业按摩师那样，只是当准妈妈出现腰酸背痛、下肢水肿等现象时，为了缓解症状，进行轻柔的按摩是比较有效的办法。

最好在每晚临睡前，准爸爸帮助准妈妈按摩腰背、小腿和脚。一定要掌握好力度，尤

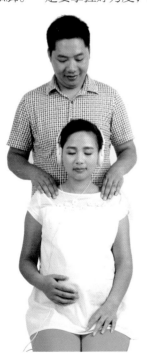

其是按摩腰背的时候，其实只需轻轻揉揉就会让准妈妈感到很舒服。如果准妈妈还有皮肤干痒的情况，在按摩时涂些适于孕妇使用的润肤油、润肤露，就更是一举两得了。

帮准妈妈练习分娩呼吸法

分娩时每位准妈妈都要经受阵痛的考验，有些准妈妈因对阵痛过于紧张而造成难产。如果从怀孕中晚期开始，准爸爸尽量抽时间陪准妈妈去孕妇学校练习分娩呼吸法和放松法，并在家里一直帮助准妈妈坚持练习，那么，到了真正分娩时就会在很大程度上帮助准妈妈减轻阵痛，消除紧张和恐惧的心理，顺利地生出孩子。

帮准妈妈翻身

对于孕晚期的准妈妈来说，睡觉可不是件舒服的事。翻身变得越发有难度，要么是身子先过去，再把肚子挪过去；要么是肚子先过去，身子

再跟过去；甚至干脆翻不过去。这时，身边再有个只顾自己呼呼大睡，对准妈妈的困难一无所知的准爸爸，那份心情可想而知。

所以，这一时期的准爸爸就要牺牲一点自己的睡眠了，警醒一些，多留意身边的准妈妈，适时帮她翻个身。

节假日里要注意准妈妈的日常保健

在节假日期间，准爸爸尤其要注意做好准妈妈的监护员，让准妈妈快乐地过节。在饮食上要多准备一些有益的食物，提醒准妈妈不要贪嘴；出行时应避开高峰时段和人群拥挤的地方，并注意路况，严防意外的发生；注意日常起居，尤其外出时要注意衣物的添减，注意保暖。在节假日期间，如果准妈妈有任何不适，准爸爸一定要随时陪同准妈妈上医院检查。

⊙ 准爸爸与胎宝宝做游戏

现代社会，越来越多的男人把分娩看作是夫妻两人必须共同面对、度过的历程，越来越多的准爸爸们不愿在孩子的成长过程中缺席。从宝宝在妈妈的肚子里孕育开始，他们就希望有参与的机会，对于宝宝的胎教，更是不愿意袖手旁观。那么现在，准爸爸就抽出时间，积极参与到父与子（女）的游戏中吧。

通过数胎动与胎宝宝交流

准爸爸有一个每天都要完成的任务，就是帮准妈妈一起数胎动。其实，准爸爸还可以通过数胎动直接与胎宝宝交流情感。

准爸爸在数着胎动的时候，可以想象着正在和宝宝对话，对宝宝的美好祝福与愿望都可以在胎动时说出来。由于胎宝宝对男性低沉的声音较为敏感，这方面准爸爸起着举足轻重的作用，因此准妈妈也可以让准爸爸抚摸着自己的肚子，和胎宝宝说说话，让未来的宝宝也熟悉一下爸爸的声音。也可以念儿歌，讲童话，或者给宝宝唱歌。由爸爸轻轻地抚摸准妈妈的腹部，并与宝宝对话："哦，小宝宝，爸爸来啦，这是小脚丫，这是小手，让爸爸摸摸……啊！会蹬腿了，再来一个！"胎宝宝特别喜欢准爸爸的声音，因为男性的声音低沉、浑厚。心理学家特别指出，让准爸爸多对胎宝宝讲话，这样不仅能增加夫妻间的恩爱，共享天伦之乐，还能将父母的爱传给胎宝宝，这对胎宝宝的情感发育有很大的好处。

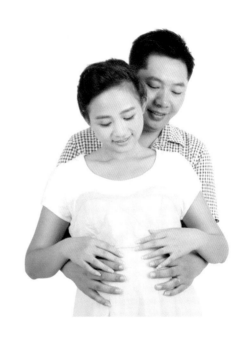

和胎宝宝"藏猫猫"

准爸爸可以和胎宝宝进行有趣的胎教游戏，这种通过动作刺激来达到胎教目的的方式是值得采用的。为了提高趣味性，准爸爸可以从简单的抚摸与拍打提升为有内容的游戏，比如藏猫猫游戏：让准爸爸轻轻拍打妻子腹中的胎宝宝，然后对胎宝宝说："爸爸要藏起来了，小宝宝找找看。"然后把脸贴在妻子另一边的腹壁上，让胎宝宝寻找。如果胎宝宝正好踢到爸爸的脸颊，一定要对胎宝宝给予表扬，如果胎宝宝没有找到，也要耐心轻抚胎宝宝，鼓励他继续。相信通过这样的游戏，胎宝宝肯定会对爸爸妈妈记忆深刻的。这样的训练，不但增进了胎宝宝活动的积极性，而且有利于其智力的发育。

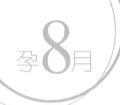
科学胎教，贵在坚持

⊙ 培养宝宝的良好习惯

对准妈妈来说，最好的胎教并不在于掌握了多少胎教方法，而在于自己的言行对胎宝宝的影响。因此，为了将来宝宝的成长，准妈妈一定要注意平时的言行举止与生活习惯。

宝宝为什么晚上不睡、白天不醒？怎样让宝宝的情感更细腻？如何通过按摩来安抚宝宝的情绪？这些工作其实在宝宝出生前就应通过胎教开始进行。现在，我们就来逐条解答这些问题。

别让宝宝成为夜猫子

孩子生下来可以分为两种类型：一种是易抚养型，这种类型的孩子生活很有规律，早上6点半醒来，晚上10点左右睡觉，白天很少哭闹，饮食、睡眠都非常按时，很让大人省心。而另外一种孩子似乎生下来就是跟大人作对的，白天比谁都睡得多，晚上比谁都有精神。排除父母在护理上的因素，第二种孩子很可能跟准妈妈的孕期生活有较大的联系。早起型孕妇所生的孩子，一生下来就有早起的习惯，而晚睡型孕妇所生的孩子也有晚睡的习惯。所以，要想培养自己的宝宝从小就形成良好的生活习惯和性格，准妈妈就要先改变自己的作息，保证起居规律。

种植花草培养情操

这一阶段的胎动更加强烈，胎宝宝已能完全体会到准妈妈的感情和思想。准妈妈看到周围的事物感到兴奋和愉快，这种情绪的变化也会传递给胎宝宝，胎宝宝会感到安定，思维也会变得丰富。因此，准妈妈平时可以在室外的

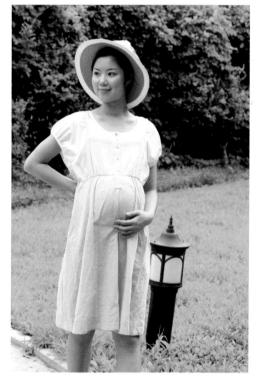

庭院或阳台养殖一些外形美观、气味芳香的花草。给花草浇水、晒太阳，在这些活动过程中，准妈妈温暖愉快的心情也传递给胎宝宝，胎宝宝就会变得情感细腻。

推着宝宝"散散步"

此时准妈妈已能分辨出胎宝宝的头和背脊，就可以轻轻推着胎宝宝在子宫中"散步"了，胎宝宝如果"发脾气"，用力顿足，或者"撒娇"身体来回扭动时，准妈妈可以用爱抚的动作来安慰胎宝宝，而胎宝宝过一会儿也会以轻轻的蠕动来感谢准妈妈的关心。"散步"时，可以配合轻松的乐曲。

⊙ 迎接胎教的"尖峰时刻"

研究表明，本月的胎宝宝能通过声音的波长和频率产生直接的记忆，接受母亲的情感。所以，这个时期可谓胎教的"黄金时刻"。

让胎宝宝感受音乐的美

在某一天里，准妈妈不妨静下心来听听古典音乐，感受一下音乐给自己带来的感官上的享受和放松的心情，如《春泉》；还可以听听《欢乐颂》这样的音乐，它所表现的不是缠绵的情意，而是歌颂仁爱、欢乐、自由的精神；还有《蓝色多瑙河》，这支著名的圆舞曲旋律优美动人，节奏富于动感，适合准妈妈在怀孕中晚期听。

寻找和胎宝宝交流的话题

准妈妈和胎宝宝交流的话题可以从日常生活中寻找，也可以专门去做某些事情，来与宝宝沟通和交流思想感情。如可以整理一下相册，回想那些值得回忆的经历，并通过照片将故事说给腹中的胎宝宝听。通过这些小故事与交流，准妈妈和宝宝同时得到了欢乐。这种交流与愉悦，对宝宝乐观向上性格的形成是非常有帮助的。

对胎宝宝的常用招呼用语

准妈妈每天都别忘了和胎宝宝打招呼，这会让胎宝宝在腹中时就能体会准妈妈浓浓的爱意，下面介绍一些对胎宝宝的常用招呼用语。

·一般用语，如"宝宝"、"你好"、"你早，小宝宝"、"晚安，我的宝贝"等。

·复杂一些的用语，如早上打开窗户时："太阳升起来了"；吃饭时："小宝宝，吃饭喽，妈妈做了好多好多好吃的东西"等；开门回家时："我们回家啦，小宝贝"等。

让胎宝宝接受传统文化的熏陶

准妈妈们在闲暇的时候不妨熟悉一下中国的传统文化：国画与书法。准备好用具后，就可以开始了。先画几幅泼墨山水画，或者练练书法（当然，不喜欢书法、绘画的准妈妈可以用其他的情趣爱好来代替），边画边讲，如画竹子时可以对胎宝宝说："宝宝，妈妈在画竹子，先画一个圆圆长长的竹身，竹子是一节一节的"，等等。相信胎宝宝在腹中也会跟着准妈妈一起接受古典文化的熏陶呢。

适合孕晚期的胎教运动

准妈妈可根据自己的身体情况，做以下胎教运动：早晨散步、足尖运动、踝关节运动、搓脚心运动、膝胸卧位、骨盆韧带运动、盘腿坐、盆底肌肉运动、站立、行立、手指健脑操及腹式呼吸。其中早晨散步是最适宜准妈妈的运动。

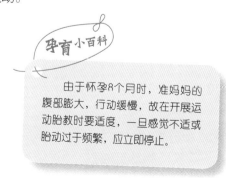

孕育小百科

由于怀孕8个月时，准妈妈的腹部膨大，行动缓慢，故在开展运动胎教时要适度，一旦感觉不适或胎动过于频繁，应立即停止。

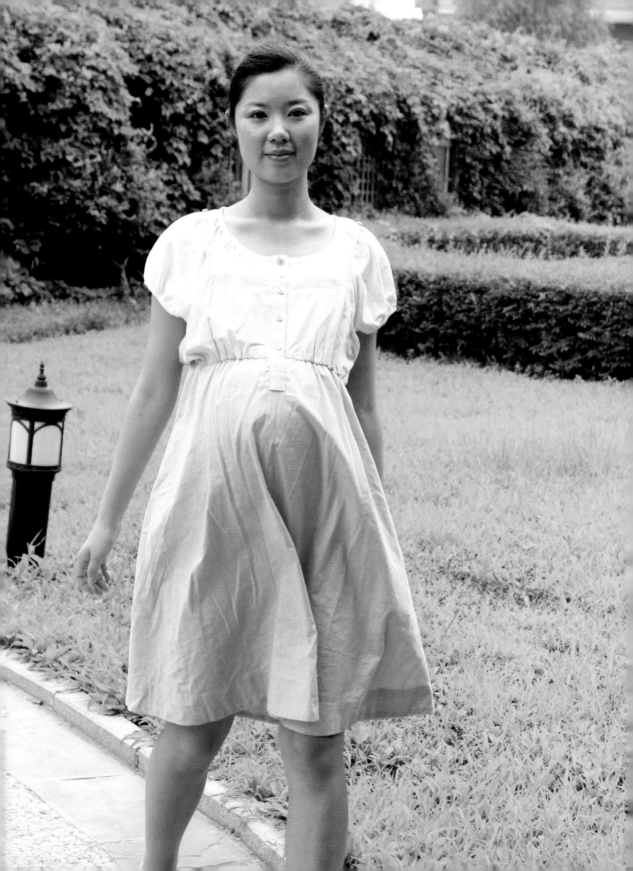

第10章

充满期待的孕9月

看着墙上写写画画的日历，不知不觉已进入了孕9月，意味着宝宝随时都有可能出生啦！准妈妈很兴奋，也有些忐忑！不知道接下来会是怎样的既痛苦又喜悦的过程？

本月胎宝宝的发育状况

1 身体 胎宝宝身长约45~49厘米，体重大约有2500克了。由于皮下脂肪较多，身体变得圆润，皱纹也少了。

2 头部 脸部轮廓清楚，可以表现出笑、哭等表情。视觉、听觉、味觉、触觉和痛觉等感觉神经与大脑皮质之间的关系也已经建立。

3 器官 内脏及掌控各器官的神经已相当发达；吸奶的力量和排泄、调节体温的能力都具备了；肺和胃肠的功能都较完备，已具备呼吸能力，能喝进羊水，也能分泌少量的消化液，能将尿排泄在羊水中。

本月准妈妈的身体变化

1 身体 肚子越来越大，身体越来越笨拙。

2 子宫 子宫底已增长到胸骨的剑突和肚脐之间，约在剑突下两横指。尺测子宫底高约30~32厘米。子宫胀大，导致胃、肺与心脏备受压迫。有时腹部会发硬、发紧，这是一种假宫缩，此时应采取平躺的休息方法。

准妈妈可能有的感觉

1 阴道分泌物依然增加，排尿次数也增多，而且尿后仍会有尿意。

2 子宫体积增大造成胸廓的体积减小，准妈妈的呼吸便会发生困难。

本月日常保健注意事项

1 还在上班的准妈妈应根据自己的身体状况，适时休假待产。

2 准妈妈要积极主动学习一些护理知识，了解一些异常情况的处理方法，以免发生问题时手足无措。

3 准妈妈要选好生产的医院，并计划好去医院的几种方案，以便在突发状况时准妈妈能顺利到达医院。

4 水肿较严重的准妈妈一定要注意防治，以免出现抽风现象，威胁母子健康。

5 现在，孕妈妈应该穿柔软轻便的低跟鞋，能坐电梯就允许自己偷偷懒，累了就赶快坐下。总之，安全、舒适是第一位的。

本月饮食注意事项

孕晚期准妈妈容易便秘，可以吃些粗粮来帮助通便，减轻便秘烦恼。

怀孕9个月，准妈妈可能会出现漏尿，加之白带也增多，因此更要注意个人卫生。

准妈妈多吃些豆类和豆制品有利于胎宝宝发育。

绿豆汤是解暑佳品，但准妈妈要少喝，特别是脾胃弱的准妈妈更不适合多喝。

暴饮暴食对孕晚期非常不利，但盲目节食对准妈妈和胎宝宝的危害也不容小视。

本月运动时注意事项

孕晚期可以做一些护腰的动作，但要注意强度和力度。

孕晚期可坚持做一些伸展运动，但一定要本着对分娩有利的原则。

本月准爸爸必修课

随着预产期的临近，准爸爸也难免会出现紧张、焦虑的情绪，但准爸爸一定要隐藏这些焦虑，将信心和平静的心态传递给准妈妈。

尽量多的抽时间陪陪准妈妈，并随时关注准妈妈和胎宝宝的状况，随时做好应对突发状况的准备。

⊙ 全面关注胎宝宝的健康

随着肚子越来越大，宫底越来越高，内脏往上推挤，胃、心、肺等受到压迫，准妈妈会感到呼吸困难、食欲不振。各种不适感加重，准妈妈的心理也会开始紧张，体力会下降。因此，准爸爸、准妈妈在孕晚期更应充分注意做好孕期检查和自我监护，做到防患于未然。

孕晚期的超声波检查

在孕9月时，建议准妈妈去做一次超声波检查。孕晚期的超声波检查应该包括以下重点：

• 胎宝宝生长状况：发生子宫内生长受限的胎宝宝，到了怀孕后期会显现出与正常胎宝宝之间的生长差，可通过超声波检查得到判断。

• 胎盘位置与构造：怀孕中期胎盘占据大部分的子宫腔表面，虽然超声波看到胎盘位置偏低，但不见得就是前置胎盘，等到子宫逐渐扩大，孕晚期才能够判定胎盘位置是否正常。

• 羊水量的多少：孕晚期检查出羊水量太多或太少，都有可能是胎宝宝异常的一种警讯。

• 检查胎位：若发现胎位不正应及早设法矫正，也可以了解是否有脐带绕颈情况。

• 及时发现胎宝宝畸形：超声波检查能及时发现胎宝宝是否存在畸形，有助于医生采取进一步的干预措施。

监护脐带缠绕

脐带是胎宝宝在妈妈肚子里的唯一的生命线，它一旦发生问题将直接危及宝宝的安全，脐带绕颈是产科常见的并发症。绝大部分脐带绕颈在妊娠期不会对胎宝宝产生大的危害，所以没有必要过于担心，只要监测胎动和按时进行产前检查就可以了。如果胎动突然特别频繁或明显减少（12小时胎动少于15次，或较以往减少50%）甚至不动，要及时到医院就诊。若出现脐带绕颈，分娩时可能会引起胎头衔接困难、下降缓慢、胎宝宝缺氧等情况，所以有脐带绕颈的准妈妈，在分娩时加强监护，只要及时发现异常，及时正确处理，一般不会造成不良后果。

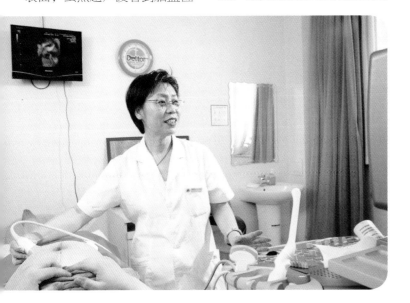

⊙ 消除忧虑，预防难产

怀孕生产是一种自然的生理现象，准妈妈不必过多忧虑，害怕难产。只要准妈妈在怀孕过程中注意充分的营养供给，养成良好的生活习惯，并且放松心态，坚持锻炼，那么在分娩时难产的危险性就会大大降低。

太安逸了易难产

准妈妈生活太安逸了容易导致难产。这与现代社会中人们的工作、生活环境有关。随着科技和经济的发展，生活越来越便捷，人们的体力劳动也自然越来越少。所以，准妈妈不要生活得太安逸了，每天适当做点运动，如晚饭后与准爸爸出去散散步，边走边跟腹中的胎宝宝说说话，既做了胎教，自己的气血也通畅了。

吃得太好易难产

准妈妈如果吃得过好，营养就会过剩，胎宝宝会长得过大，生产就很困难，容易导致难产。所以，尽管准妈妈吃好喝好是理所应当的，但该学会正确地吃。准妈妈要记住，营养过剩易难产，营养不是越多越好，一定是恰当适中才好。

思虑过重易难产

准妈妈对分娩过程中所要面临的"挑战"没有心理准备，或是对分娩过程存在过度的恐惧心理，无形中会加重心理负担。加上现在的女孩子又普遍比较娇气，所以还没生就怕了，思虑过重，反倒更易导致难产。

怯懦、血虚易难产

初产的女性尤其容易紧张，一紧张宫口就难以打开，这就容易导致难产。另外，气血两

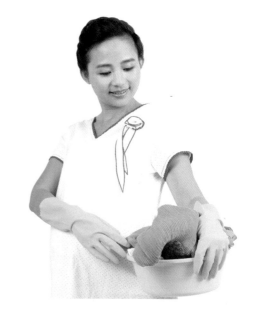

亏、身体羸弱的准妈妈，怀孕的过程已经使得身体极其疲惫，到了生孩子的时候，就更没有力气，也容易造成难产。

用力过早易难产

准妈妈在生产前，必须要了解分娩的整个产程，这样到时候才不会慌乱。分娩分三个产程：第一个产程是子宫开始收缩，直至宫口开全；第二个产程是正式分娩；第三个产程的标志是胎盘娩出。有的准妈妈刚刚进入第一个产程，还没开始生呢，就声嘶力竭地哭啊喊啊，想怎么折腾就怎么折腾，等到第二个产程该用力生的时候，反倒没有足够的力气了，结果导致难产。

⊙ 学习分娩知识

女性妊娠和分娩都是极其自然的生理现象，想要克服对分娩的恐惧心理，一个最好的办法是准妈妈自己主动了解分娩的全过程以及可能出现的各种情况，所以准妈妈要在分娩前做知识准备。

什么是自然分娩

胎宝宝发育正常，准妈妈骨盆发育也正常，身体状况良好，靠子宫阵发的有力节律收缩将胎宝宝推出体外，这便是自然阴道分娩。

自然分娩的好处

阴道分娩时，胎宝宝头部虽然受到阴道的挤压可拉长变形，但这是对大脑的一种有益刺激，出生后1～2天即可恢复，不会损伤大脑。

在阴道自然分娩过程中，自然分娩的婴儿能从母体获得一种免疫球蛋白，出生后机体抵抗力增强，不易患传染性疾病。

临床证实，准妈妈阴道分娩产后感染、大出血等并发症较少，产后体力恢复很快。阴道自然分娩的准妈妈下奶快，母乳喂养的成功率也高。

胎宝宝经阴道自然分娩，子宫有节奏地收缩，使胎宝宝胸部受到压缩和扩张，婴儿出生后肺泡富有弹性，容易扩张。此外，当胎宝宝经过阴道时胸部受压，娩出后，胸腔突然扩大，有利于胎宝宝娩出后自主呼吸的建立。

什么是剖宫产手术

剖宫产手术是经腹部切开子宫取出胎宝宝的手术。该手术应用适当能确保母婴安全。但剖宫产术毕竟是一次手术，术中可能发生周围脏器损伤，术后可能发生感染、晚期产后大出血等并发症，所以应慎重确定手术适应证。

从胎宝宝的状况来看，胎位不正、胎宝宝宫内窘迫、巨大儿这几种情况若经阴道分娩，可能因难产而伤害到母亲或胎宝宝，故以剖宫产为宜。

从准妈妈的身体状况看，以下情况准妈妈均要做剖宫产：

· 子宫颈未全开而有脐带脱出时。

· 两次以上胎、婴儿死亡和不良产史。

· 高龄准妈妈有胎位不正或骨盆问题。

· 准妈妈正感染单纯疱疹病毒，怕阴道分娩会传染给新生宝宝。

· 准妈妈罹患"免疫型血小板减少紫斑病"，怕胎宝宝的血小板也少，若经阴道分娩受挤压而引起新生宝宝颅内出血。

⊙ 为迎接宝宝做好准备

期待已久的小天使就要来到，作为他（她）的父母，你们做好迎接他（她）的准备了吗？

为宝宝置办舒适的衣物

新生宝宝皮肤细嫩，抵抗力较弱，故应尽量选择全棉面料，颜色要浅，在选择白色纯棉内衣时应注意真正天然的、不加荧光剂的白色；绣花图案应比印花图案优先选择；同时也要注意饰物的安全性，穿前必须要检查饰物的牢固程度。

新生宝宝服装号码不必过大也不能过小，服装要有一定的宽松量；又由于宝宝头较大，适宜选择肩开口、V领或开衫，容易穿脱；此外还要注意衣服的颈部、腋下、裆部缝制是否平整和牢固。

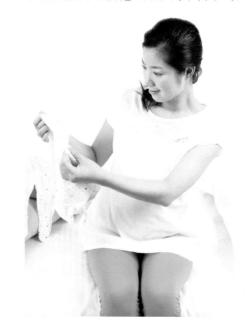

宝宝床上用品的购置

通常来说，宝宝小床四周护栏的高度应在60厘米左右，护栏空隙不应大于6厘米，最好有一侧护栏是活动式的，方便新妈妈抱起宝宝或与大床连接。

床垫过软或过硬都不利于宝宝的骨骼生长，最好选有弹性、支撑力好的优质床垫。床垫的厚度一般在5～10厘米比较合适，厚度最大不要超过13厘米。

枕头过高过低，都会影响宝宝的呼吸通畅和颈部的血液循环，宝宝不同时期对枕头的需求不同。枕套最好用柔软的白色或浅色棉布制作，枕芯的质地应柔软、轻便、透气、吸湿性好，软硬适度。

小被子和褥套应选用纯棉面料，被褥的厚薄应随季节不同及室内的温度变化及时调换。为防止宝宝着凉，也可以选择方便实用的睡袋。

创造良好的家居环境

新生宝宝居室尽量选择朝南向阳、光线充足的房间。有条件的话，最好给新宝宝和新妈妈留有专用的房间，也可把房间的某一处合适位置列为宝宝和新妈妈的专用活动区域。居室要保持安静，避免嘈杂喧闹。优美柔和的音乐可定时交替播放，但要注意控制音量。

母婴房间的温度以18～22℃为宜，湿度应保持在50%左右。新生宝宝对外界病菌的抵抗能力很弱，因而要特别注意室内环境的清洁。婴儿居室不论春夏秋冬，每天应定时开窗通风；室内应禁止抽烟。宝宝满月之前，尽量避免众多亲朋好友的来访探视。家人外出归来，应清洗双手并更换外衣后再接触宝宝。家中最好不要养宠物。

⊙ 孕期运动让顺产更容易

孕期运动不但有利于控制孕期体重，还有利于顺利分娩，这是因为：锻炼可以增加腹肌、腰背肌和骨盆底肌肉的张力和弹性，使关节、韧带松弛柔软，有助于分娩时肌肉放松，减少了产道的阻力，使胎宝宝能较快地通过产道。

普拉提式呼吸

普拉提是鼻子吸气，嘴巴呼气。普拉提讲究呼气的深度，尽可能地运用腹式呼吸的方法。呼吸的速度不宜太快，与动作的速度基本一致，通过控制呼吸，把注意力集中在呼吸上，减少人对肌肉酸痛的敏感度。吸气时尽量让肋骨感觉向两侧扩张，吐气时则要让肚脐向背部靠拢。这种呼吸方法可以使身体深层的肌肉都获得锻炼，有助于加强腹肌和骨盆底部肌肉的收缩功能，对准妈妈的自然生产很有帮助。此外，通过对肺活量的锻炼，也能让准妈妈在生产时呼吸得更加均匀平稳。

力量型训练

随着准妈妈体重的不断增加，其膝盖会承受越来越大的压力，这就需要做些蹲举运动了。它不但可以锻炼腿部耐力，还可增强呼吸功能及大腿、臀部、腹部的收缩功能。

运动时，双手自然下垂，两脚与肩同宽，脚尖正对前方，然后吸气往下蹲，蹲到大腿与地面呈水平，吐气站立。下蹲时，应注意膝盖不能超过脚尖，鼻尖不能超过膝盖。每个动作重复12~15次，一周3~4次。

举哑铃、杠铃

可选择一些重量较轻的哑铃和杠铃，一边双臂托举，一边配合均匀呼吸。这样不但可以锻炼手臂耐力，加强身体控制，还可以增强腹肌收缩功能和腰部肌肉的柔软性。

坐姿划船及坐姿拉背

坐姿划船：平坐在椅子上，双手向后拉固定在前方的橡皮筋，来回水平运动。

坐姿拉背：平坐在椅子上，双手向下拉固定在头顶的橡皮筋。

每个动作重复15次左右，每周3~4次。此运动可以有效增强臂力及背部肌肉力量，令孕妇生产时臂肌和背肌能够均匀用力，有助顺产。

孕育小百科

准妈妈在练体操时要注意运动时间、运动量、热身准备，防止过度疲劳和避免宫缩。另外，有习惯性流产史、早产史的准妈妈，此次妊娠合并前置胎盘或有严重内科合并症者不宜练习孕期体操。

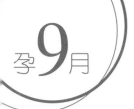

⊙ 为分娩和哺乳做营养准备

孕晚期胎宝宝体重增长更加迅速，加之准妈妈还要为分娩、哺乳期的高度消耗做好能量和营养储备。因此，这个时期要加强营养，科学合理地安排孕期饮食。

注意饮食营养

在孕9月，准妈妈每天摄入优质蛋白质75～100克，蛋白质食物的来源以鸡肉、鱼肉、虾、猪肉等动物蛋白为主，可以多吃一些海产品。准妈妈还需要适量补充脂肪，尤其是植物油仍是必需的。

准妈妈还要注意维生素的补充，其中水溶性维生素以维生素B_1最为重要。如果准妈妈维生素B_1补充不足，易出现呕吐、倦怠、体乏等现象，还可能影响分娩时子宫收缩，使产程延长，造成分娩困难。

这个月准妈妈对钙的需求量也很多，胎宝宝体内的钙一半以上是在怀孕期最后两个月存储的。如果孕9月时准妈妈钙摄入量不足，胎宝宝就要动用母体骨骼中的钙，致使准妈妈发生牙齿松动、骨质疏松等问题。

适当给准妈妈加餐

在孕晚期，准妈妈需要更多的营养，以往一日三餐的饮食习惯不能够源源不断地提供营养，加餐是补充营养的好方法。加餐要注意食物的多样化和营养的均衡。一般来说，在早餐和午餐之间或者下午4点钟左右，吃25克左右芝麻糊，能够为准妈妈补充能量。准妈妈还可以将煮鸡蛋、牛肉干、鱼片干、豆腐干、全麦饼干、青稞粉、藕粉等都增添到加餐的食谱当中。同一类食物不要重复食用，变着花样吃最好。

多吃高锌食物

据专家研究说，锌对分娩的影响主要是可以增强子宫有关酶的活性，促进子宫肌收缩，把胎宝宝驱出子宫腔。当准妈妈缺锌时，子宫肌收缩力弱，无法自行驱出胎宝宝，只有借助产钳、吸引力等外力才能娩出，准妈妈严重缺锌时则要实施剖宫产。由此可见，如果准妈妈体内缺锌，不但会增加分娩的痛苦，还有导致产后出血过多及其他妇科疾病的可能，严重影响母婴健康。所以准妈妈要多吃一些富含锌元素的食物。

适当补充营养制剂

虽然饮食能够给胎宝宝提供许多需要的营养，但营养补充剂对于胎宝宝的健康发育也十分重要。建议准妈妈要补充镁和锌，因为镁能使肌肉放松，并且能够减少早产的概率，而锌对于抵抗感染和病毒十分重要，并且能够减少妊娠纹的出现。

孕育小百科

南瓜含有蛋白质、胡萝卜素和钙、锌、铁、磷、钴等成分。钴是构成血液中红细胞的重要成分之一，锌则直接影响成熟红细胞的功能，铁是制造血红蛋白的基本微量元素，这些都是补血的好原料。因此，清代名医陈修园曾称赞南瓜为补血之妙品。

⊙ 打造健康宝宝的智力饮食

孩子脑细胞生长发育的三个高峰阶段为：孕早期、孕中晚期的衔接期和出生后3个月内。这其中就有两个阶段在孕期。为此，优生学专家倡导的孕期"智力饮食"应运而生。也许，这可让准妈妈孕育聪明宝宝。

智力饮食的三原则

· 全面原则：人脑主要由脂肪、蛋白质、碳水化合物、B族维生素、维生素C、维生素E和钙等营养成分构成。因此智力饮食要求准妈妈营养摄取必须全面。营养学家建议每天最好摄取40种食品，至少也要14种以上。

· 均衡原则：研究证实，当脂肪摄取量占人体总热能的30%、蛋白质占15%、碳水化合物占55%时，人体就会达到一个良好的平衡状态。单就脂肪而言，最好是做到饱和脂肪酸、多不饱和脂肪酸与单不饱和脂肪酸的平衡，即1：1：1的比例。至于钙与磷两种矿物元素，最佳比例则为2：1。不过，生活中要如此细化很难操作，只要准妈妈做到了广吃博取，不偏食，不挑食，也就大致差不多了。

· 自然原则：即从家常天然食物中精选对胎宝宝智力有突出贡献的食物，作为三餐结构的主体。列在这张清单上的有大米、小米、玉米、红小

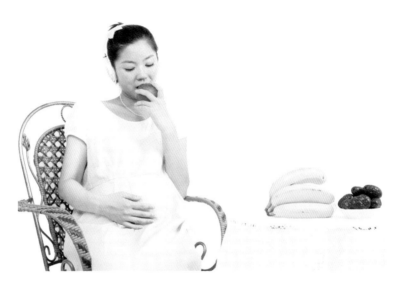

豆、黑豆、核桃、芝麻、红枣、黑木耳、金针菇、海带、紫菜、花生、鹌鹑蛋、鱼肉、鸡肉、虾、草莓、金橘、苹果、香蕉、猕猴桃、柠檬、芹菜、柿子椒、莲藕、番茄、胡萝卜、葡萄、桂圆等。

植物性食物功效非凡

研究资料显示以植物性食物为主的孕妇，所生婴儿的大脑皮层沟回大量增加，大脑沟回也更加粗犷；而以肉食为主的孕妇所生的婴儿则不一样，体型可能较大，但大脑皮层沟回较少。而大脑沟回的多少直接影响到孩子的智力，沟回越多，记忆的贮存量就越大，记忆力也越持久。

卵磷脂的作用独树一帜

充足的卵磷脂可提高信息传递的速度与准确性，这一点对处于发育阶段的胎宝宝大脑来说，更具有特殊的价值。正因为如此，欧美等国家非常注重准妈妈对卵磷脂的补充。准妈妈不妨从大豆、蛋黄、核桃、坚果、肉类及动物内脏等食物中摄取卵磷脂。

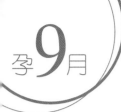
细心耐心，做个称职准爸爸

⊙ 准爸爸与准妈妈一起放松

在这个时候，无论准妈妈的情绪如何，准爸爸一定不能焦虑、紧张，还有好多事情在等着你。准爸爸可以与准妈妈一起做一些运动帮助准妈妈放松，这样既能减轻准妈妈身体上的痛苦，也能改善夫妻双方的焦虑情绪。

放松手腕

第一步，准爸爸用左手握住准妈妈手腕，用右手捏住准妈妈的手指关节。

第二步，准爸爸左手不动，用右手捏住准妈妈的手指关节慢慢上下运动。

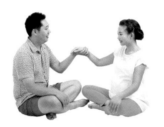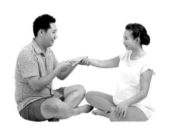

放松肘部

第一步，准爸爸用右手托住准妈妈的肘关节，左手握住其手腕。

第二步，以肘关节为中心进行弯曲、伸直运动。

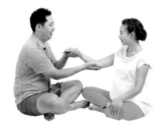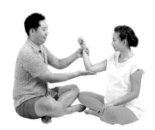

放松大腿

第一步：准爸爸左手握住准妈妈的膝盖，右手握住脚腕。

第二步：按关节运动方向做画圈运动。

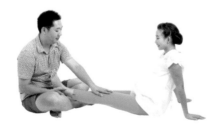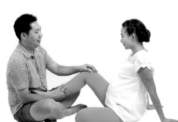

⊙ 做好准妈妈的监护人

准妈妈由于身体笨重的原因，现在变得越来越懒。准爸爸要做准妈妈的监护人，不仅要督促准妈妈学习，提高准妈妈的艺术修养，还要注意安抚准妈妈的情绪，并注意别让准妈妈感冒。

提高准妈妈的艺术修养

准爸爸应主动为准妈妈每天播放几次音乐，可以用组合音响或录音机放音乐，也可将耳机放在准妈妈腹部，每次15～30分钟。除了音乐外，准爸爸还可陪准妈妈作画、看画，观赏摄影、画展，养花、养鱼，观看艺术表演，以提高艺术修养。

鼓励准妈妈进行学习

准爸爸应鼓励准妈妈加强"专业"学习，培养准妈妈多方面的兴趣。准妈妈妊娠以后，难免有惰性心理，而准爸爸的责任就是要千方百计地调动准妈妈的积极性，特别是在妊娠后期还可与胎宝宝一起学习，如看儿童读物、读读外语等。

防止准妈妈感冒

准妈妈是最害怕感冒的人群之一，准爸爸要预防准妈妈感冒，应从生活起居做起。在妊娠期间，家庭中的每位成员都要预防感冒，首先注意居室卫生，多运动锻炼，吃含有丰富营养的食物，增强抵抗力，避免感冒。并且要记着在感冒盛行的季节，家人都要尽量避免去人多的地方。如果家里有人感冒，最好及早与准妈妈隔离，并采用一些有效的措施，进行屋内消毒，如醋熏法、紫外线杀毒法等。同时还要教导准妈妈，自己做好保健，注重饮食，注意卫生，保证充足睡眠，保持居室清洁，可经常通风换气，并根据天气变化，注意穿着合理的衣服，避免感冒。如果准妈妈不慎感冒，一定要带她去医院诊治，切不可让她自己乱服药。

不要让准妈妈发怒

怒是由强烈的刺激引起的一种紧张情绪。准爸爸要尽量避免让准妈妈受到这种强烈的刺激，多创造和谐的环境，引导准妈妈学会自我放松和自我平衡。同时，准爸爸要多动脑筋，丰富准妈妈的业余生活。

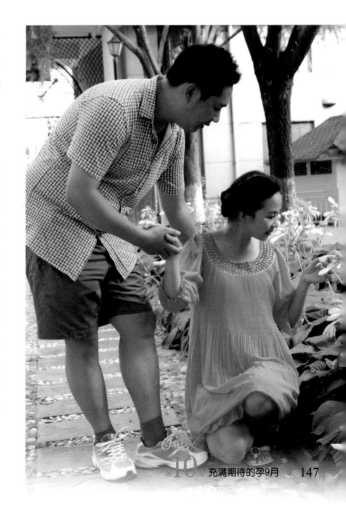

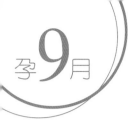

⊙ 实施全方位胎教

9个月的胎宝宝已逐渐成熟，对话、语言、运动、光照等胎教可以全方位地实施，以促使宝宝身心的全面发展，只是在实施这些胎教时要把握好度。

教胎宝宝背儿歌

到了孕9月，准爸妈就可以开始教胎宝宝背诵简单的儿歌了。儿歌要押韵，多次重复才能有印象。先背一首，重复7~10天，然后背第二首，背诵第二首时也要经常重复第一首。只要有1~2首经常重复背诵就足够了，不要过多，也不要背得过快。

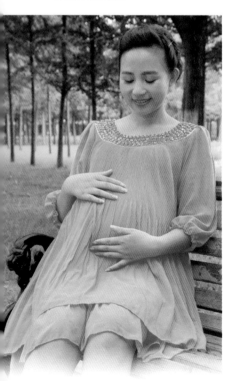

把大自然的声音录下来

自然界的声音即使重复听，胎宝宝也不会厌烦，而且这种天籁之音能够使心情保持愉悦。因此，与人为的机械声音相比，大自然的声音效果更好。最好将大自然中各类天籁之音录下来放给胎宝宝听：鸟儿的啁啾声、草丛里昆虫的唧唧声、萧萧的风声、淅沥的雨声等。

给胎宝宝上常识课

对于准妈妈来说，喃喃自语般地将一天中看到的、听到的和经历的事情讲述给腹中的宝宝听，既是语言胎教中很有意义的常识课内容，又是牢固母子之间感情、培养孩子感受能力和思维能力的基础。如当准妈妈正在散步时，就可以一边走一边给腹中的胎宝宝上课："宝宝，看，树上的两只小鸟。鸟儿是有翅膀的，可以在天空中飞翔。"在吃饭时，也可对胎宝宝这样说："宝宝，你看，餐桌上有什么？让妈妈来告诉你——有鱼、鸡翅、豆角，还有一盘水果沙拉，这些都是妈妈最爱吃的！"

抚摸胎宝宝头部、背部和四肢

9个月的胎宝宝进一步发育，准妈妈本人或准爸爸用手在准妈妈的腹壁上能清楚地触到胎宝宝头部、背部和四肢。可以轻轻地抚摸胎宝宝的头部，有规律地来回抚摸其背部，也可以轻轻地抚摸胎宝宝的四肢。当胎宝宝感受到触摸的刺激后，会做出相应的反应。触摸顺序可由头部开始，然后沿背部到臀部再到肢体，轻柔有序地进行，这样有利于胎宝宝感觉系统、神经系统及大脑的发育。如果抚摸过程中胎宝宝用力蹬腿，说明抚摸得不舒服，胎宝宝不高兴了，这时准妈妈就应该停下来。

⊙ 多种手段促进胎宝宝心智发育

为了保持自己的身心健康和胎宝宝的聪明才智，准妈妈可以利用自己的爱好、情趣来调节情绪、增进健康、陶冶情操。这样不但丰富了自己的精神活动，还能锻炼胎宝宝的探索发现与挖掘创新能力。

做勤于编织的准妈妈

有胎教实践证明，孕期勤于编织的准妈妈所生的孩子会比在孕期不喜欢动手动脑的准妈妈所生的孩子，在日后的教育培养上更"手巧、心灵"一些。在进行编织时，会牵动肩膀、上臂、小臂、手腕、手指等部位的30多个关节和50多块肌肉。这些关节和肌肉的伸屈活动，只有在中枢神经系统的协调配合下才能完成。管理和支配手指活动的神经中枢在大脑皮层上所占面积最大。手指的动作越精细、灵敏，则越能促进大脑皮层相应部位的功能发展，通过信息传递的方式，可以促进胎宝宝大脑发育和手指的精细动作。

为胎宝宝发育提供充足的氧气

新鲜充足的氧气是胎宝宝头脑发育不可或缺的要素。因此，准妈妈必须提供给胎宝宝充分的营养和氧气，否则就有可能对胎宝宝的大脑功能造成损害。要想给胎宝宝提供充足的氧气，准妈妈血液中氧气的浓度必须高。利用晚间或者周末的时间和准爸爸一起去公园或者森林浴场，在充分呼吸清新氧气的同时慢慢地散步，是胎教和运动两不误的好方法。

联想美好的事物

联想胎教可以贯穿于所有胎教方法中。准妈妈在阅读文学作品、欣赏绘画作品时，也可以展开对场景和画面意境的联想；准妈妈在欣赏音乐时，就可以借助旋律，对乐曲所描述的画面展开联想；准妈妈在大自然中也可以展开对美景诗情画意的联想。通过联想，准妈妈把这些意识的信息传输给胎宝宝，达到对胎宝宝的胎教作用。

准妈妈应多欣赏古典音乐

由于宝宝此时已有了意识，所以胎教音乐要选择那些注重抒发作曲家内心的情感，充满深切的情感关怀，且旋律流畅、意境深远的作品，如贝多芬的《致爱丽丝》、德沃夏克的《新世界》、海顿的《小夜曲》、舒曼的《梦幻曲》等。

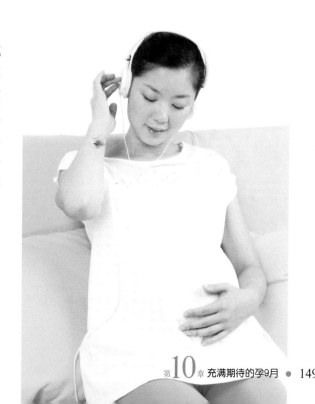

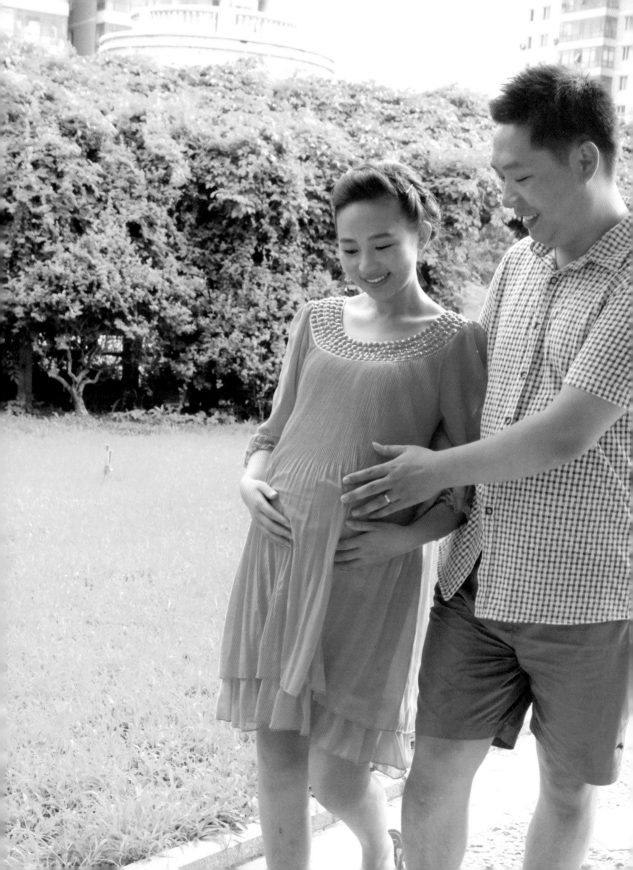

第 **11** 章

时刻准备的孕10月

走过了漫长的妊娠过程，即将迎来分娩。小天使随时都可能到来。

本月胎宝宝的发育状况

1 身体 胎宝宝身长在50厘米左右，体重约3400克，个别会超过4000克以上；整个身体蜷成一团。

2 胎头 双顶径的平均值为9.28±0.50厘米；腹围的平均值为：31.49±2.79厘米；股骨长的平均值为7.4±0.53厘米。胎宝宝的头部已在骨盆上口或已进入骨盆中，随时准备出生。

3 内脏器官 所有的身体器官已经发育完成。以心脏、肝脏为首的循环、呼吸、消化、泌尿等器官已全部形成，胎宝宝已经能够在母体外独立生活了。

4 皮肤 皮肤细纹消失，显得十分光滑。

此时期的胎宝宝以睡眠为主，非必要的时候是很少活动的，形成了睡眠和苏醒周期。

本月准妈妈的身体变化

1 身体 准妈妈肚子越发明显，体重增加了11.5～16千克。

2 子宫 子宫底部高度约为16～20厘米。自怀孕开始到现在，子宫纤维增长了几十倍，而且越来越粗，使得子宫弹性不断增加。孕妇的腰部出现钝痛，出现临产的各种征兆。

准妈妈可能有的感觉

1 骨盆 骨盆的各个关节在不断松弛。这样，在生产时骨盆可以拉宽好几个厘米，使胎宝宝能顺利地降临人世。

2 阴道 阴道纤维也会变长，弹性在逐渐增加，阴道壁愈加柔软了。由于这一区域血管的扩张，阴道和外阴会因为充血而略带紫色。同时，阴道分泌物也会增加，以便胎宝宝顺利地通过。

本月日常护理注意事项

1 发现出血、周期性腹痛、胎膜破裂（阴道有羊水流出）等情况，一定要尽快去医院。

2 对于已经确定需要做剖宫产手术的准妈妈，应该提前做好准备到医院待产，以免发生意外。

3 准妈妈要做好分娩前的心理准备，过分焦虑容易造成难产。

4 在最后的日子里，准妈妈一定要保护好自己，防止因外力导致的异常宫缩。

5 准妈妈一定要避免独自外出，并且保证手机畅通，以便随时与家人保持联系。

6 严禁性生活，以免发生破水，造成宫内感染。

本月饮食注意事项

多吃含有维生素E的食品，它可以缓解准妈妈的紧张情绪，松弛肌肉，消除疲劳。

多吃含维生素B_1的食品，它可以避免产程延长。

巧克力是产前的好帮手，准妈妈只要在临产前吃1～2块巧克力就能在生产过程中产生更多热量。

本月运动时注意事项

准妈妈要坚持做产前运动，以帮助顺利分娩。

准妈妈做产前运动前要先排空膀胱，最好选择硬板床或在地面上做，要穿宽松的衣服。

本月准爸爸必修课

准妈妈在开始真正分娩时，准爸爸如果能在一旁抚慰，可能会起到缩短产程，推动宝宝尽快出生的作用。

准爸爸一定要提前把工作安排好，尽量抽时间陪在准妈妈左右，以及时应对突发状况。

准爸爸可以把遇到紧急情况时要打的电话号码和一些重要信息做成一个表贴到墙上，以防准妈妈遇到突发事件时手忙脚乱。

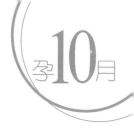

安胎养胎，放心孕产

⊙ 每周孕检，警惕分娩征兆

准妈妈这时应该每周一次孕检，除跟以前一样的正常的检查项目外，医生会重点检查胎宝宝状态。看胎宝宝是否已经入盆，或者估计何时入盆，胎位是否正常而且是否已经固定等。如果此时胎位尚不正常，那么胎宝宝自动转为头位的机会就很少了，如果医生也无法纠正，那么很可能会建议采取剖宫产，以保证准妈妈和胎宝宝的安全。

注意分娩的征兆

·见红：见红是分娩即将开始的可靠征象。在分娩开始前24～48小时内，经阴道排出少量血性黏液，称为见红。它是因为子宫颈口扩张，使内口附近的胎膜与子宫壁分离，毛细血管破裂而有少许出血，与子宫颈黏液混合排出而成。这时，分娩可能随时发生，要做好住院的准备。如果出血量较多，超过了月经量，应该考虑不是临产先兆，而是病理性的妊娠晚期出血，家人应立即将准妈妈送往医院。

·开始阵痛：大部分准妈妈都知道子宫收缩意味着即将分娩，阵痛开始表现为轻微的腹痛和腰痛。准妈妈会感觉腹部紧绷，大腿内侧收缩。阵痛渐渐开始有规律地反复且疼痛感加强，初次生育的产妇如果阵痛间隔时间为10分钟时，就需做住院准备。

·早破水：此时，如果在还没有出现规律性宫缩之前，并没有感到尿意的时候，下身已流出许多液体，这便是早破水。一旦发生早破水，准妈妈应该马上平卧，防止脐带脱垂；不要洗浴。立即安排交通工具去医院，接受医生的处理。

分娩的标志

分娩正式开始的标志是规律性宫缩。子宫收缩最初是每隔20～30分钟出现1次，逐渐缩短到每次间隔15分钟、10分钟甚至每隔5分钟就出现1次，宫缩的持续时间由最初持续20秒增加到40秒甚至1分钟。当每隔10分钟出现一次有规律的宫缩时，意味着分娩即将开始。每次宫缩由弱变强，维持一定时间之后，又逐渐减弱以至消失。以后，两次宫缩的间隔时间逐渐缩短，宫缩的持续时间逐渐延长。这就是分娩前的子宫收缩，也称分娩阵痛。

准妈妈一定要记清楚临产征兆出现的时间，记清楚见红和破水的时间，记清楚规律宫缩出现的时间和间隔。

有关分娩的数字

足月分娩： 在孕37～42周内分娩为足月分娩。

过期妊娠： 超过预产期14天。

临产的标志： 每隔3～5分钟子宫收缩1次，每次持续30秒以上。宫口逐渐开大，胎头逐渐下降。

产程（分娩全过程）时间： 初产妇为12～16小时，经产妇为6～8小时。

剖宫产 从手术前6～7小时起不能进食和饮水。

⊙ 如何分辨真假宫缩

宫缩是临产的一个重要特征，但是，有的准妈妈发生宫缩后却不见胎宝宝有动静。到底什么是真宫缩呢？假宫缩与真宫缩又有什么区别？

什么是假性宫缩

假性宫缩是一种偶发的子宫收缩，事实上，假性宫缩在准妈妈怀孕6周左右就已经开始了。

假性宫缩一般会随着孕期的不断推进而逐渐趋向频繁，但是直到准妈妈妊娠的最后几周，假性宫缩可能仍会表现为偶发的、不规则的、无痛的。到离准妈妈的预产期只有几周时，假性宫缩可能会变得更剧烈、更频繁，并带来一些不舒服的感觉。

为了小心起见，别尝试着自己做诊断是假性宫缩还是早产的征兆。如果准妈妈怀孕还不满37周，在1小时之内出现4次或4次以上的宫缩，或有其他早产的迹象，应该马上去医院检查。

怎么区别真假宫缩

在分娩前的几天或几周内，假性宫缩可能会间断地变得有规律，相对更频繁，甚至伴有疼痛的感觉，有时，会让准妈妈误以为自己要临产了。但它跟真正的临产不一样，在这段被称为"假临产"的时期内，宫缩不会持续地变长、变得更剧烈和更频繁。当宫缩像浪潮一样涌来，阵阵疼痛向下腹扩散，或有腰酸并排便感，这种宫缩就是为宝宝出生做准备了。

如何防止出现宫缩

不要走太多的路程和搬重物。走路过多，就会使胎宝宝的体重对母体造成很大的负担；

另外，持重物会导致腹部用力，这些都容易引起宫缩。

疲倦时躺下休息，保持安静，会很有效；不要有压力，压力积攒后容易出现腹部变硬；防止着凉，着凉会使下肢和腰部感到寒冷，也容易引起宫缩。

怎样缓解假性宫缩的不适感？

如果准妈妈离预产期只有几个星期，可以试试下面的方法来缓解假性宫缩带来的不适感：改变活动或姿势：有时走路能减轻不适，有时休息能缓解假性宫缩。

- 立即停止活动，静卧或者静坐。
- 喝几杯水：因为假性宫缩有时可能是由脱水引起的。
- 尝试放松练习，或做缓慢的深呼吸：虽然这样做并不能使假性宫缩停止，但也许能帮助准妈妈应对不舒适的感觉。

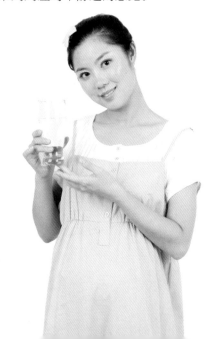

⊙ 准妈妈不必恐惧分娩

面对分娩，准妈妈多少会有点害怕，怎么消除自己的恐惧呢？准妈妈可以从以下几个方面来进行自我调控，有效控制对分娩的恐惧。

恐惧转移法

把对分娩的恐惧转移到别的方面。不要把分娩当作一件严重的事情来考虑，生活中避免和家人谈论分娩这个话题，也不要听过来人的分娩经验。这样做可以暂时转移对恐惧的注意。

正视现实法

正视分娩的恐惧。与家人反复讨论分娩的事情，将各种可能遇到的问题事先想清楚，同时找出每个问题的解决方法。做好分娩前的物质准备，这样就不会临时手忙脚乱，也会帮助准妈妈稳定情绪。

掌握知识法

在怀孕期间，建议准妈妈看一些关于分娩的书，也可以找一些知识性的视频材料，当准妈妈了解了整个分娩过程，就会以科学的头脑取代恐惧的心理。这种方法不但效果好，而且还可以增长知识。

⊙ 怎样处理和预防过期妊娠

过期妊娠是指平时月经周期比较规则，妊娠达到或超过42周尚未临产。发生率占妊娠总数的5～12%。

过期妊娠的影响

过期妊娠可能与雌、孕激素比例失调、胎宝宝畸形、遗传因素等有关。过期妊娠对准妈妈来说，容易造成难产。因胎儿过大、羊水过少、头盆不称等，造成产程延长、产伤、难产、胎宝宝窘迫症等危险。妊娠43周时，新生宝宝死亡率为妊娠足月分娩的3倍，且初产妇过期妊娠较经产妇过期妊娠的危险性高。

过期妊娠的处理

过期妊娠是影响新生宝宝发育与生存的病理性妊娠。准妈妈及其家属要充分认识过期妊娠的危害性，定期进行产前检查，一旦确诊，要适时结束分娩。

产前控制处理

如果已确诊为过期妊娠，若有下列情况之一应立即终止妊娠：宫颈条件成熟；胎儿≥4000g；12小时内胎动累计数<10次；羊水过少或羊水粪染；并发中度或重度妊高征。

产程中的处理

产程中为避免胎宝宝缺氧应给产妇吸氧，随时进行胎心监护，并做好抢救胎宝宝的一切准备。过期妊娠时，常伴有胎宝宝窘迫、羊水粪染，分娩时要求在胎肩娩出前用负压吸球或吸管吸净胎儿鼻咽部分泌物，对于分娩后胎粪超过声带者应在喉镜直视下吸出气管内容物，并做详细记录。过期儿发病率和死亡率均高，应及时发现和处理新生宝宝窒息、脱水、低血容量及代谢性酸中毒等并发症。

⊙ 准妈妈待产时的注意事项

马上就要分娩了，准妈妈一定不要恐惧和紧张，应放松身体和心理，静静地等待胎宝宝的到来。

何时入院待产

自然分娩时间在孕38～42周之间分娩者占80%，小于38周分娩占10%，还有10%将可能发生过期。所以准妈妈接近预产期，即孕40周，正处于分娩概率最高的阶段，不必急于住院，只要注意观察临产征象就行，一旦临产再去医院。

临产最主要的现象就是规律性的腹痛，其特征是疼痛的间隔时间越来越短、持续的时间越来越长、疼痛的强度越来越强。如果持续30秒以上，间隔5～6分钟，或10分钟出现3次疼痛，可能就是临产，可以去医院检查。

值得注意的是每个人对疼痛的忍受程度都不一样，不见得都感觉痛，有些准妈妈会出现腰酸，第二次生产的准妈妈有肚子变硬的感觉，只要是规则性的，也应到医院检查。

需要提前入院的情况

有以下情况的准妈妈，要提前入院。

· 若发生胎膜早破，虽未临产也应住院。

· 自觉胎动近1～2日明显异常者。

· 产前检查发现胎心异常，或脐血流异常者。

· 产前有阴道出血者。

· 有并发症和合并症的准妈妈，医师会根据病情决定入院时间。如妊娠高血压疾病、妊娠糖尿病、妊娠合并心脏病等。

· 确诊为前置胎盘，即使不出血也应提早住院。

· 产前检查发现羊水异常。

· 胎位不正或骨盆狭窄，事先已决定做选择性剖宫产者，应在预产期前1～2周入院。

· 双胎妊娠者，应提前1～2周入院。

待产过程中要做的事

准妈妈在待产过程中，要做好下列事情。

· 注意饮食：饮食要少量多次，吃高热量、易消化食物。

· 排空二便：临产后，准妈妈每2～4小时小便一次，以

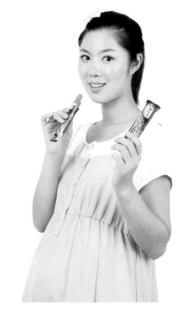

免膀胱充盈影响子宫收缩及胎头下降。

· 活动和休息：临产后，若准妈妈宫缩不强，未破膜，可在室内适量活动，这有助于促进产程进展。

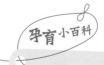

孕育小百科

刚开始阵痛时，准妈妈要放松全身，进行深呼吸，用鼻子吸气，用口吐气，一般都可以减轻疼痛。注意不要把注意力都集中在疼痛上。

⊙ 准妈妈顺利分娩全攻略

新生命就要降临了，马上就要做妈妈了。但如何在分娩中正确地用力？分娩时如何与医生配合？这些问题，都是需要准妈妈了解和掌握的。

分娩时的配合

分娩是一种自然的生理现象，大部分准妈妈都能顺利完成。因此不必过分紧张和恐惧，要与医生相互配合，具体配合方法如下。

第一产程宫缩不密集，应思想放松，尽量下地活动，或同别人聊天，以分散注意力。照常吃喝一些易消化、营养多、能量高的食物，如巧克力。要按时排尿、排便，以免过度膨胀的膀胱和充盈的直肠影响胎宝宝的下降。宫缩时由准爸爸协助按摩，宫缩间隙时，尽量放松全身肌肉休息，以保存体力。有条件时于子宫口开大2厘米时要求医生进行镇痛。

第二产程，根据医生的指导或平时的练习在宫缩时配合用力。宫缩时，先深吸气，然后屏住气像排便一样向下用力，尽可能屏得时间长点，紧接着做一次深呼吸后再深吸一口气，再屏气用力，这样每次宫缩时用2～3次力。宫缩间隙

时，全身放松，安静休息，准备迎接下一次宫缩。胎宝宝即将娩出时，应按医生的要求张口哈气，以减轻腹压，防止产道裂伤。

当胎宝宝娩出后，可休息3～5分钟，再轻微用力，使胎盘、脐带等全部娩出。

分娩时的呼吸技巧

学习分娩时的呼吸技巧是非常有必要的，"拉梅兹生产呼吸法"能减缓生产时的疼痛，加速产程的进展。

· 深呼吸：有镇静效果，又称廓清式呼吸，用于宫缩开始和结束时。方法是坐、躺皆可，集中注意力，身体完全放松，用力呼气和吸气，吸气时用鼻子慢慢吸气，使气直达肺底，即胸廓向外、向上扩张，然后用嘴像吹蜡烛一样慢慢呼气，频率较慢。

· 浅呼吸：能有效地缓解疼痛，又称胸部呼吸，用于宫缩两次深呼吸之间。方法是坐、躺皆可，集中注意力，身

体完全放松，用鼻子慢慢吸气，气只吸到肺的上半部，然后用嘴像吹蜡烛一样慢慢呼气，频率较快。

· 短促呼吸：也是能有效缓解疼痛的呼吸方法，用于第一产程的转换期，子宫颈尚未完全张开，如果你此时感觉想向下用力，可用此呼吸来抵抗这种推力。方法是坐、躺皆可，集中注意力，身体完全放松，用嘴呼吸，吸入少量的气，然后再吹出，速度要短要快，技巧在于用力吹，比浅呼吸更浅、更快。

分娩时的姿势

准妈妈在分娩时，一般是以仰卧的姿势来用力，准妈妈平躺在床上，两腿张开抬高。不过，如果感到不舒服的时候，就应该马上告诉医生，改变为侧卧、俯卧、蹲坐式等自己感觉舒服的姿势。分娩时准妈妈用力的原则是顺其自然，想用力的时候就用力，不要过于勉强。

饮食营养，全面均衡

⊙ 科学饮食，为分娩积蓄能量

准妈妈不要由于对新生命的即将来临过于激动而忽略了营养。轻松一点，正常科学地饮食才能为分娩提供能量。这个月，准妈妈的食谱要多样化，每天保证摄入两种以上的蔬菜，保证营养全面均衡。

临产前的饮食调理

在临产前，准妈妈应该吃高蛋白、半流质、新鲜而且味美的食物。这是因为，在临产前，准妈妈的心情会比较紧张，不想吃东西，或吃得不多。所以，首先要求食品的营养价值高、热量高，这类食品很多，常见的有鸡蛋、牛奶、瘦肉、鱼虾和大豆制品等。同时，要求食物少而精，防止胃肠道充盈过度或胀气，以便顺利分娩。再则，分娩过程中会消耗很多水分，因此，临产前应吃些含水分较多的半流质软食，如面条、大米粥等。但应注意的是，食物不宜油腻。

在宫缩间歇期进食

分娩前，由于阵阵发作的宫缩痛常影响准妈妈的胃口，所以要学会宫缩间歇期进食的"灵活战术"。饮食以富含碳水化合物、蛋白质、维生素并且易消化为好。可根据自己的

喜好，选择蛋糕、面汤、粥、藕粉、牛奶、果汁、苹果等多样食品。每天进食4～5次，少食多餐。

第一产程的饮食要点

这个过程由于不需要准妈妈用力，因此准妈妈可尽量多吃些东西，以备在第二产程时有力气分娩。所吃的食物一般以碳水化合物类食物为主，因为它们在胃中停留的时间比蛋白质和脂肪短，不会在宫缩紧张时引起准妈妈的不适感或恶心、呕吐；其次，这类食物在体内的供能速度快。食物应稀软、清淡、易消化，如蛋糕、挂面、糖粥等。

第二产程的饮食要点

这个过程中，多数准妈妈不愿进食，此时可适当喝点果汁或菜汤，以补充因出汗而丧失的水分。由于第二产程需要不断用力，准妈妈应进食高能

量、易消化的食物，如牛奶、糖粥、巧克力。如果实在因宫缩太紧，很不舒服不能进食时，也可通过输入葡萄糖、维生素来补充能量。

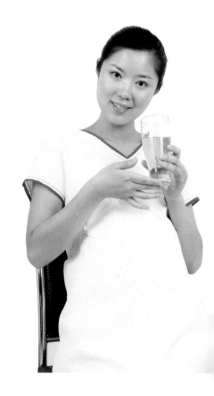

⊙ 待分娩准妈妈菜谱

在即将分娩的日子里，看看该为准妈妈准备哪些美味佳肴吧。

艾叶羊肉汤

原料：

艾叶30克，羊肉300克，姜2~3片，红枣10粒，料酒1.5大匙，盐1/4小匙。

做法：

1 将羊肉洗净，切成3厘米的小方块，放入滚水中氽烫，捞出备用。

2 将姜去皮、切片。

3 将羊肉、艾叶、姜片、红枣分别放入锅中，加入料酒、盐和水，炖煮至羊肉软烂即可。

营养功效：

艾叶即艾草，可除寒湿、充气血，具有调经、安胎及止血止痛的功效。羊肉性温，富含蛋白质，热量高，能促进血液循环，增暖御寒，又可促进母体乳汁的分泌。二者搭配，有补血、益气、安胎、止血、催乳的功效。

火爆腰花

原料：

猪腰100克，黄瓜1根，红泡椒15克，姜片、葱花、蒜、盐、白糖、酱油、香醋、料酒、水淀粉各适量。

做法：

1 将猪腰洗净，切片，焯水；黄瓜切成薄片；蒜拍散；红泡椒剁碎。

2 将盐、白糖、酱油、香醋、料酒和水淀粉倒入碗中，调和成汁。

3 热锅加油，然后放入葱花、姜片、蒜碎和红泡椒

碎爆香，随后迅速下入腰花，爆炒约1分钟，然后放入准备好的调味汁和黄瓜片，待汤汁收稠后装盘即可。

营养功效：

猪腰中含有丰富的铁，且人体的吸收、利用程度高，非常适合临产前的准妈妈食用。

豆腐皮粥

原料：

豆腐皮50克，粳米100克，冰糖适量。

做法：

1 将豆腐皮放入清水中漂洗干净，切成丝。

2 将粳米淘洗干净，放入锅内，加清水适量，置于火上，先用旺火煮沸后，再改用文火煮至粥将成，加入豆腐皮、冰糖，续煮成粥即可。

营养功效：

豆腐皮与健脾养胃、止渴除烦的粳米共煮成粥，具有益气通便、保胎顺产、滑胎催生的作用。准妈妈临产前食用，可使胎滑易产，缩短产程，是产前保健佳品。

开心乐园

在医院的产房里，妻子看着刚刚出生的女儿无奈地对丈夫说："真对不起！其实我知道你想要个男孩，可我却生了个女孩。"丈夫摸了一下妻子的脸，安慰妻子说："宝贝，没事的，那个是我的第二志愿。"

细心耐心，做个称职准爸爸

⊙ 准爸爸为分娩做好准备

随着预产期的临近，必须准备的事情不止一两件，需要顾及到方方面面。如产后护理、生产的医院、需要准备的物品，等等。在宝宝出生前，准爸爸应抱着万事俱备，只欠"分娩"的心态去做好充分的准备。

决定产后的护理事宜

随着预产期的临近，必须着手的事情很多，其中一件就是应当事先确定负责产后护理的人选。一般来说，拜托娘家、婆家、亲戚中具有产后护理经验的人进行产后护理的情况较多。近来，利用产妇护理中心和月嫂的情况也逐渐兴盛起来。选择产妇护理中心时，如果可以，最好向知情者了解那里的服务水平。请月嫂进行登门服务时，应根据产妇的情况商定合理的服务时间，并要尽量挑选年龄大的、经验丰富的护理员。

选定生产的医院

准妈妈生产的医院通常就是平时接受产前检查的场所，但是有些准妈妈因为在外地工作就近做产检，或者打算回娘家或婆家附近生产后顺便坐月子，可于预产期之前一两个月告知产检医师，并且要求在孕妈妈手册上详细填写产前检查的相关资料。若经诊断为高危妊娠者，应该选择较大规模的医院，才能让母子俩都得到万全的照顾。

准备好住院时的物品

备齐分娩必备物品，包括住院时必需的物品、新生宝宝用品、住院过程中准妈妈必要的用品、出院用品，等等。包括挂号证、夫妻双方身份证、健保卡、健康手册，以及个人日常用品、换洗衣物、产垫等，提早准备妥当才不至于临时手忙脚乱，将这些物品统统装入大旅行袋里，并将旅行袋放置在准妈妈和家人都知道的地方。

学会放松自己

第一次迎接新生命，准爸爸一定要学会放松自己，自己先放松，才可能帮助放松临产阵痛的准妈妈，给予她最大的安慰与支持。准爸爸应该了解足够多的有关生育方面的知识，平时多与准妈妈所在医院的医生交流、沟通，做到胸有成竹，心中不慌。

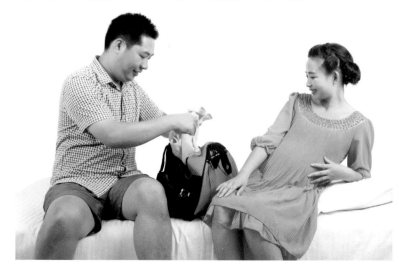

⊙ 分娩时准爸爸应该做的事

现在很多医院都可以让准爸爸进入产房陪伴准妈妈分娩，已经决定进入产房陪产的准爸爸，不仅要给准妈妈心理上的支持，还可以通过按摩来帮助准妈妈缓解生产的痛苦，和准妈妈一起见证宝宝的降临。

不断地鼓励妻子

坚持鼓励她表现出色，要表现出对她能够顺利生产的信心，要让她知道她将带给未来生活一个崭新的开始，要一再表白对她的感情和感激之情。

给准妈妈按摩

在整个生产过程中，要通过对准妈妈不同身体部位的按摩，达到缓解疼痛的效果，如背部按摩、腰部按摩，还有腹两侧按摩。

·揉搓背部：准爸爸可以在准妈妈的背部下方揉搓，减轻准妈妈的痛苦。

·环形按压：准爸爸将手放在准妈妈的胯部做支撑，然后慢慢用大拇指做圆圈运动。

·深度按压：准爸爸用两个大拇指按压准妈妈臀部中央，记住一定要让准妈妈将注意力集中在呼吸动作上，这样有助于放松。

制造轻松气氛

为鼓励准妈妈挺住，在阵痛间隙，可以和她一起畅想即将诞生的宝宝的模样，将来怎样培养他，调侃宝宝会像彼此的缺点，会如何调皮、如何可爱、生活会如何精彩等，也可以回忆以前可笑的生活事件，全力制造轻松气氛。

分担妻子分娩中的痛苦

有相关调查显示，97%的产妇希望丈夫在她们生孩子的时候能够握住自己的手，给自己

精神上最大的支持。现在很多医院也允许准爸爸陪护准妈妈分娩，可是要不要陪产，则要看准爸爸跟准妈妈如何沟通。如果陪伴生产，建议准爸爸不要看产道，只陪在准妈妈旁边，鼓励准妈妈即可。

不可有半点责备

准妈妈在生产过程中可能会有过激或反常表现，如大哭大叫，产房里的准爸爸常常会成为攻击对象。在这种情况下，准爸爸千万不可流露出任何责备，对准妈妈的一些异常反应，要表现出极大的理解和容忍，这个时候准爸爸的表现甚至会影响以后的夫妻感情和家庭生活。所以，准爸爸这时一定要沉住气。在阵痛过程中，不要进行无关的或内容复杂的谈话，而是要尽量帮助准妈妈用各种方法挺过一阵阵的痛楚。

开心乐园

我怀孕时便秘，在营业员的推荐下买了瓶野菊花蜂蜜，我问老公："怎么知道蜜蜂采的是野菊花的蜂蜜？难道这中间就不夹杂着玫瑰花、油菜花的蜂蜜？"老公一本正经地说："养蜂人在每只蜜蜂脖子里拴根绳子，牵着它们去野菊花地里来的！"

科学胎教，贵在坚持

⊙ 重视孕期最后一个月的胎教

随着预产期的一天天临近，腹部开始抽痛，心中忐忑不安，全身都进入分娩的准备状态，这时准妈妈会紧张、恐惧，坐立不安。因此，妊娠最后一个月的胎教实际上很难坚持。不过，可以将前期进行的胎教回顾一遍，尽最大努力迎接分娩的到来。

如何做好最后一个月的胎教

一般的做法是，每天清晨起床，都要拍着腹中的宝宝对他说一些关于天气或问候的话语；然后到户外散步，可以边散步边对胎宝宝进行抚摩和交谈；晚上睡觉前则进行音乐胎教，一边听音乐一边抚摩胎宝宝。当然每个准妈妈可以根据自己的实际情况来选择适合自己的胎教方法，只要是对胎宝宝有益的都可进行。

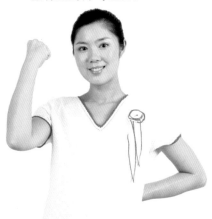

给胎宝宝听各种各样的声音

怀孕10个月时，胎宝宝的听觉功能发育已基本完成，此时，准妈妈宜给胎宝宝听各种各样的声音，以促进胎宝宝听觉的进一步完善。

准妈妈可根据不同的情况选取不同的乐曲，做家务事时可听轻快的《小步舞曲》；独自一个人冥想时最好听《弥撒曲》或《弥赛亚》等宗教歌曲；工作或写日记时听听小夜曲类的音乐；忧郁时，与其立即听高兴的音乐，不如开始先听一会儿单调的悲伤的音乐，然后再听高兴的音乐；稍微有点不安时，听一些弦乐演奏的音乐能稳定情绪。

和准爸爸一起练习分娩呼吸法

临近分娩，心里再怎么平静，也难免会紧张焦虑。腹部收缩疼痛，心里忐忑不安，全身各处都出现了临产的征兆。心绪不宁的时候，可以试着和准爸爸一起预演分娩的全过程，练习呼吸法。准爸爸可以给准妈妈按摩肩膀和四肢，帮助准妈妈放松心情。

给宝宝当勇敢者的榜样

分娩的过程尽管相对于孩子的一生来说是极为短暂的，但这一过程将影响其未来的性格、脾气和气质。

准妈妈分娩的过程中，母体产道产生的阻力和子宫收缩帮助胎宝宝前进的动力相互作用，会给准妈妈带来不适，准妈妈这时的承受能力，勇敢的心理，也会传递给胎宝宝，是胎宝宝性格形成的早期教育。

⊙ 增强分娩的愉快心理

在孕期的最后一段日子里，应该告诉胎宝宝，父母很爱他，在呵护他，会给他以安全和保障，父母在殷切地等待他的安全降临。给胎宝宝以信心，期待胎宝宝愉快地降生，这同时也在增强准妈妈自身的分娩信心和愉快心理。

产前爱抚

抚摸胎教是促进胎宝宝智力发育、加深父母与胎宝宝之间情感联系的有效方法。特别是在临近分娩的孕晚期，父母在抚摸胎宝宝的时候谈谈心，交流一下感情，憧憬一下宝宝出生后的美好生活，营造出温馨、甜蜜的气氛，这样有利于加深一家三口的感情。宝宝在父母的爱抚下，更加向往外面的世界，想着赶紧出来与父母见面。因为这时候的胎宝宝已经是有知有觉的小人儿了，准妈妈的腹壁已经很薄，而宝宝又已经大到几乎贴近子宫壁，因此，宝宝对外界的刺激和感受是相当灵敏的，他能强烈地感受到父母的安抚，会做出相应的反应，如拳打脚踢，或者静静地吸吮着自己的小手指，倾听父母的谈话，享受着他们的爱抚。

要注意的是，进行抚摸胎教时一定要动作轻柔，如果有不良产史的准妈妈（如流产、早产、产前出血等），则不适合采用抚摸胎教的方式。

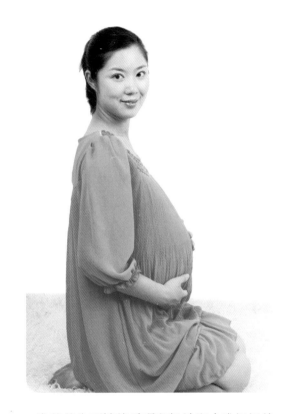

调整情绪到最佳状态

胎宝宝是一个活泼敏感的小生命，他的发育与准妈妈紧密相关，受准妈妈情绪影响更为明显。因此，准妈妈若疼爱"腹中人"，在临产前就要为宝宝创设良好的宫内环境和精神世界，准妈妈豁达乐观的情绪有助于小生命的健康发育，也有助于宝宝出生后活泼开朗性格的形成。

准爸爸也要情绪乐观积极地配合准妈妈的情绪调整，让胎宝宝同时感受父母的双重欢乐。父母乐观的性格会影响胎宝宝的性格形成。如果是性格比较内敛和消极的父母，在胎宝宝阶段就更要注意，试着把自己的情绪调整到最佳状态，多想想开心和幸福的事，多看到世间美好的一面，把真善美的一面讲述给宝宝听，一方面是培养宝宝的性格取向，另一方面也会无形中对自己性格中消极的一面进行洗礼和转变。

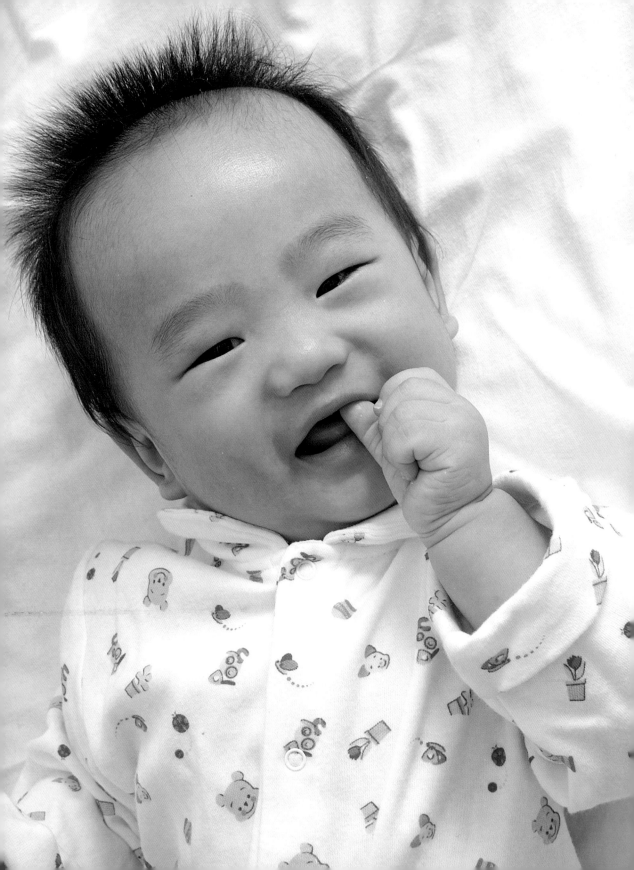

第12章

产后保健与新生宝宝护理

走过了漫长的妊娠过程，迎来我们可爱的小天使，爸爸妈妈，你们准备好了吗？

新生宝宝的身体发育指标

新生宝宝的健康标志是皮肤柔嫩而呈现粉红色，哭声洪亮，手脚会自由地活动。

1 **身体** 刚出生的宝宝，身长为47～53厘米，体重为2.5～4千克，低于2.5千克属于低体重儿。

2 **头部** 新生宝宝头显得很大，头围在33～34厘米。

3 **呼吸** 新生宝宝降生后先啼哭数声，然后开始用肺呼吸。最初两周每分钟呼吸40~60次。

4 **心肺** 新生宝宝的脉搏以每分钟120～140次为正常。

5 **体温** 新生宝宝体温在37~37.5℃为正常。如不注意保暖，体温会降低到36℃以下。

6 **代谢** 新生宝宝出生后24小时内开始排尿，如超过或第一周内每日排尿达30次以上，则为异常。最初两天大便呈墨绿色黏稠状，无气味。喂奶后逐渐转为黄色（金黄色或浅黄色）。

产后24小时产妇的身体状况

1 **体温** 分娩后，产妇体温会比较高，不超过38℃都为正常。

2 **血压** 血压应该平稳。如果是妊娠高血压综合征患者，分娩后血压会明显下降。

3 **呼吸** 呼吸每分钟14～16次。

4 **心肺** 脉搏略微缓慢，每分钟60～70次。

5 **子宫** 子宫开始下降，子宫底大约在平脐或脐下一指左右。

产妇产后日常保健

1 不论是自然撕裂，还是手术切开的会阴伤口，一般可在3～5天愈合，新妈妈一定要小心护理，避免感染。

2 剖宫产产妇要尽量少用止痛药，以免影响肠蠕动功能的恢复，进而影响身体恢复。

3 当产妇感到剖宫产伤口疼痛时，可以采取半卧位，这样能够减少伤口的张力，减轻伤口的疼痛。在下地活动或咳嗽时，最好用一只手捂着伤口。

4 产后刷牙可以用温水或口含漱口水，越早刷牙越好，有利于口腔健康。

5 月子期间，产妇是可以洗澡和洗头的，最好使用淋浴，并注意保温，避免着凉。

新生宝宝科学喂养

新生宝宝的哺乳时间一般2～3小时喂一次，每次20毫升左右。

初乳是宝宝的最佳营养来源，不但营养丰富，还能增强宝宝的机体免疫能力，预防新生宝宝疾病。因此，产妇应该尽量用母乳来哺育自己的宝宝。

如果产妇奶水不足，喂食奶粉或牛奶的宝宝每天应补充少量的水分，每次可以喂10～20毫升的水，最好是在两次喂奶之间进行。

产后运动注意事项

从产后3天开始，如果身体允许就应该做一些轻松简单的动作。

产后产妇的身体比较虚弱，运动时要注意运动量的大小，不要让自己有疲劳感。

运动中如果阴道出现血流量变大或呈鲜红色的情况，要立即停下来休息，并咨询医生。

新爸爸必修课

新爸爸要主动和新妈妈谈心，关注新妈妈的情绪变化，帮助新妈妈消除心理不适。

积极参与对宝宝的照顾，换换尿布，唱唱摇篮曲，尽早培养与宝宝的亲密关系。

产 后 护 理

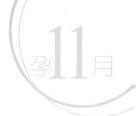

◎ 产后应该知道的常识

结束十月怀胎进入了产后恢复阶段，产妇会发现好多产后"后遗症"出现，如出血、产后痛等。为了爱惜自己的身体，应该去了解一些产后应懂得的常识。

产后出血

大部分产妇产后都会出现出血现象，其实这是子宫内的残血、黏液等混合而成的，称为"恶露"，正常来说像月经来潮时一样的量，但有时会更多。特别是在最初几天下床时，突然会有一大股流出，这是正常现象，不用担心。恶露的排流情形因人而异。如果血量多、颜色新鲜，应及时看医生。产后24小时内出血量大于500毫升，就可以诊断为产后出血。

产后排便问题

许多产妇都会出现便秘现象。第1次排便是产妇的幸福时刻。造成产后排便阻碍的因素主要有：

• 协助排便的腹部肌肉在分娩期间伸展开来，导致腹肌松弛而失去收缩力。

• 肠道在分娩时可能受损，而蠕动迟缓。

• 在产前或产中肠道早已呈排空状态，加上在阵痛期间没吃多少固体食物，所以无物可排。

• 产妇担心缝合处会裂开的潜在恐惧；唯恐会使痔疮恶化等心理因素作祟。

• 产妇不要担忧，往往越担心排便问题就越无法顺畅排便。可以适当多吃一些粗粮，或在菜单中加入全谷类以及新鲜水果、蔬菜、葡萄干和坚果等；补充充足的水分；多起来走动，以帮助会阴的弹性恢复和直肠的运作恢复；不要使劲用力，过度用力不仅会使缝合处裂开，还可能导致痔疮。

排尿障碍

产后容易发生膀胱排尿困难，出现没有尿意或者虽有尿意却不能畅快排出的情况，原因主要有以下几点。

• 由于膀胱突然具有更大空间可以扩张，致使膀胱容量增大，这样一来，需要排尿的次数相应减少。

• 分娩时基于胎宝宝的压力，膀胱可能因此受到损伤或淤伤，并暂时瘫痪，无法发出必要的排尿信号。

• 药物或麻醉剂降低膀胱敏感度以及机体对排尿信号的警觉性。

• 会阴部位的疼痛会引起尿道反射性痉挛，致使排尿困难，肿胀的会阴也可能对排尿造成干扰。

• 任何心理上的因素都会抑制排尿。

• 分娩后尽管难以排尿，可是在6~8小时以内，必须将膀胱排空，以防尿道感染和膀胱过度膨胀而失去肌肉弹性以及出血。

⊙ 产后的日常保健

经过分娩之后，产妇的身体发生了巨大的改变。这些不仅需要时间恢复，也需要产妇注意产后的日常保健。

创造舒适环境

• 产妇的卧室应是冬天温暖"夏天凉爽"空气流通。卧室通风要根据当时气候和产妇的体质而定，但产妇应注意避开风口，不要吹过堂风，也不宜在电扇近处吹，避免感冒受凉。

• 产妇的床，应尽量避免太软的弹簧床，最好选择木板床上铺薄垫子并准备几个小坐垫，以便于休息。

• 避免用日光灯，最好使用白炽小灯泡，使光线柔和。白天若阳光太强，应拉上窗帘或戴上绿色的太阳眼镜，以保护眼睛。

• 产妇卧室应保持安静，避免过多亲友入室探望，以免影响母婴休息，使空气污浊，把病菌带入，引起母婴感染。

产后衣着要注意

产妇的衣着应随气候变化适当增减，以宽大、柔软舒适、清洁卫生、温暖适度为原则。要革除民间"捂月子"的陈规陋习。衣服的质地以选择棉、麻、毛、丝、羽绒等这些纯天然的材料制品为宜。

• 佩戴合适的胸罩。产妇在哺乳期应佩戴合适的窗式结构的棉制吸水胸罩，以起到支托乳房、方便哺乳的作用。否则容易使双侧乳房下垂，胸部皮肤失去原有的弹性，这样不仅影响乳房的血液循环畅通及乳汁的分泌，而且难以恢复乳房原来的形态，从而失去姣好的体态。

• 鞋子·要软。月子里以选择柔软的布鞋为佳，不要穿硬底鞋，更不宜穿高跟皮鞋，以防日后发生足底、足跟痛或下腹酸痛。此外产后不宜赤脚，赤脚也会受凉，从而危害健康。

• 衣服要勤换、勤洗、勤晒。产妇新陈代谢旺盛，产褥汗多，乳汁经常溢出，沾染衣服，奶渍干燥后衣服变硬易擦伤乳头，加上恶露不断从阴道排出沾染衣衫，这些都极易引起细菌繁殖，引发多种感染，危害母婴健康。所以，产妇衣服要勤换、勤洗、勤晒，以防疾病的发生。

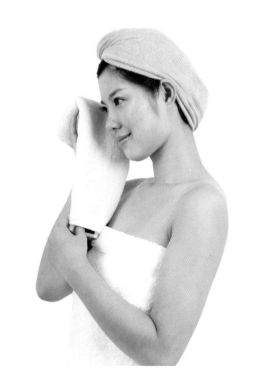

⊙ 自然分娩产妇的产后护理

分娩后产妇的体力和身心都消耗到了极限，需要好好休养，为下一步喂养宝贝积蓄能量。

充分地卧床休息

产妇在分娩时消耗了很大的体力，产后一定要注意充分休息。除了夜间要保证8～9小时的睡眠外，日间也应安排2个小时的午睡。

为了防止子宫向一侧或向后倾倒，产妇要经常变换躺卧姿势。正确的做法是，仰卧与侧卧交替。

穿着薄厚要适中

产后身体大量出汗，内衣宜穿吸水性较强的棉制品，外衣要柔软透气。穿布鞋或全脚的棉拖鞋，鞋底不要硬，鞋跟不要高，否则易引起产妇的足底、足跟或下腹发生酸痛。

产妇的汗液和乳汁常常沾湿衣服，血性恶露也较多，要及时更换内衣裤。

切忌身体受风受凉

产妇在产后新陈代谢旺盛，加之气血两虚，如果身体受风寒侵袭，如被电风扇、空调或穿堂风吹着，或是用较凉的水洗手或洗东西，就会使风寒滞留于肌肉和关节中，日后常引起酸痛或月经不调。如果会阴部无伤口，产后1天可开始淋浴，水温以34～36℃为宜。

⊙ 剖宫产产妇的产后护理

剖宫产的产妇坐月子的时候要承受刀口的疼痛，护理上会比自然生产的产妇麻烦很多，尤其是刚做完手术的最初几天。

术后尽早下床活动

剖宫产术后3天内要配合输液；术后排气即可进食些炖蛋、蛋花汤、藕粉等流质食物。术后24小时后就可起床活动，活动是防止肠粘连、血栓形成、猝死的重要措施。

保证排尿畅通

为了手术方便，通常在剖宫产术前要放置导尿管。手术后第二天补液结束即可拔除导尿管，拔除后3～4小时应及时排尿。

术后多翻身

麻醉药物可抑制肠蠕动，引起不同程度的肠胀气，因而发生腹胀。因此，产后宜多做翻身动作，促进麻痹的肠肌蠕动功能及早恢复，使肠道内的气体尽快排出。排气后宜服用一些流质食物(如汤、粥等)，以减轻腹胀，并使大小便通畅。易发酵产气多的食物，如糖类、黄豆、豆浆、淀粉等食物，产妇要少吃或不吃，以防腹胀。

注意阴道出血

剖宫产子宫出血较多，产后应注意阴道出血量，如远超过月经量应告知医生，及时采取止血措施。

恶露是反映子宫恢复好坏的一个标志。正常情况下，恶露10天内会从暗红变为淡黄色，若超过4周还有暗红色的分泌物或产后2个月恶露量仍很多，并伴有异味时，应到医院检查，了解子宫复旧是否欠佳，或子宫腔内是否残留有胎盘胎膜或合并感染。

⊙ 运动帮助产妇恢复健康

　　一些女性因为产后不懂得锻炼，使体型变得臃肿失衡，做操可以有效地改善产妇的健康状况，恢复往日的风采。

胸部运动

　　·盘膝趺坐，双手合十，深呼吸并向手掌施力，持续5秒钟左右。（如图：胸部运动1）

　　·趺坐，手指相扣，向两侧用力拉伸。肘部和手臂保持水平是该动作的关键。注意不要将肩膀抬得过高。（如图：胸部运动2）

　　·趺坐，双手握拳，一只手朝上另一只手朝下后相扣，然后用力向外侧拉。变换握拳相扣的方向，分别做5次。

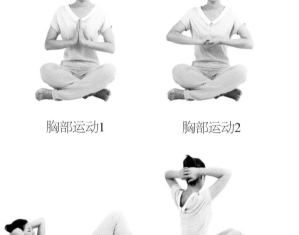

胸部运动1　　　　胸部运动2

腹部运动

　　·平躺，两手手指交叉枕在头下，双脚并拢，膝盖耸起，如果丈夫能抓住双脚会更容易，然后将头稍稍抬起。（如图：腹部运动1）

　　·腰部稍微施力，将上身挺起，右肘碰左膝，左肘碰右膝，左右各做5次。（如图：腹部运动2）

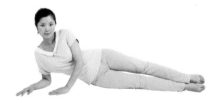

腹部运动1　　　　腹部运动2

曲线美运动

　　·两腿紧紧靠拢，侧躺，双手放于地面，抬起上身，以腿和腰的力量支撑全身的重量。注意要使上身尽可能地在地面上保持笔直的挺起。（如图：曲线美运动1）

　　·膝盖不要弯曲，慢慢抬腿后再放下，然后换腿，每侧做10次。（如图：曲线美运动2）

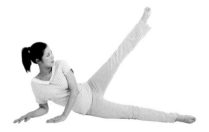

曲线美运动1

曲线美运动2

⊙ 月子里正确使用收腹带

为了孕育新生命，新妈妈的腹肌被拉长、腹部皮肤被撑开、盆骨也会变宽。有的新妈妈在月子里对腹部不加控制，放任自流，而有的又急于收腹，产后几天就用起了收腹带。其实这两种极端的做法都不利于产后腹部的恢复。帮助产后腹部恢复，要正确使用收腹带。

先用骨盆带

无论是自然分娩还是剖腹分娩，新妈妈的盆骨都会因为激素水平增高而变宽，因此，在产后42天内及时对盆骨施加适度的外力，可以有效帮助骨盆恢复到产前的状态。产妇在产后两三天后，只要自我感觉已不错，便可以开始使用骨盆矫正带。骨盆带与一般收腹带不同，它使用的位置较低，作用是适度对骨盆施加向内的压力，促进它尽快恢复。

自然分娩新妈妈收腹带的使用

自然分娩的产妇应该在坐完月子后使用收腹带。因为自然分娩后产妇腹中还有很多淤血、气体及其他体液，需要通过身体的循环自然排出体外，如果过早使用收腹带只会限制体内血液循环，很不利于体内恶露排出，更不利于呼吸的畅通，对脏器恢复没有好处。另外，过早使用收腹带还会将作用力放在盆骨上方，可能会迫使还柔软的盆骨外扩，不利于盆骨的恢复。

因此建议自然分娩的妈妈应该在产后身体恢复较好后开始使用骨盆矫正带，到产后1个月，再使用顺产专用收腹带，帮助塑身。

剖宫产新妈妈收腹带的使用

剖宫产后腹腔内脏受到手术影响，术后应该立即使用剖宫产专用收腹带，用来固定伤口，以促进伤口尽快愈合，并防止内脏下垂。此时，收腹带的护理作用大于塑身作用，所以新妈妈在选购剖宫产收腹带时，应该选择透气性能好，穿戴舒适，并能根据剖宫产伤口的位置和恢复程度，自由调节松紧的剖宫产专用收腹带。同时，还可以同步使用骨盆矫正带帮助盆骨恢复到产前尺寸。

专家答疑 Q&A

为什么产妇不能睡软床？

研究表明，女性从怀孕到分娩后3至5个月，会分泌一种叫"松弛素"的激素，由于松弛素的作用，产后骨盆的完整性、稳固性都较差，整个骨盆趋于"松软"。当新妈妈睡在太软的弹簧床上时，翻身和坐起不会太"利索"，用力后容易发生耻骨联合分离，导致骨盆损伤。所以，刚生产后的新妈妈，最好改睡一段时间的木板床，等身体复原后再睡席梦思床。

⊙ 月子里的饮食有讲究

月子里进补这个观念，源自于我们的老祖先，中医学认为："产后气血暴虚，理当大补。"其实，产后的消化系统多半较为虚弱，不宜马上进食油腻补品，万一造成新妈妈肠胃胀气，消化吸收功能因此受损，形成"虚不受补"状态就得不偿失了，所以月子里"补"还是要有讲究的。

坐月子的一排二调三补

· 第一阶段（1~2周）排净恶露、愈合伤口（排净各种代谢废物及淤血等，使分娩过程中造成的撕裂损伤愈合）：这一阶段主要是要把多余的水分、毒素以及恶露排出体外，每天喝生化汤，吃麻油炒猪肝。尽量少放盐（盐会使水分停留在身体里），不能放醋（醋会使骨质变软），不能放酱油（道理同盐）。

· 第二阶段（3~4周）修复组织、调理脏器（修复怀孕期间承受巨大压力的各个组织器官）：这个阶段的主要任务是增强骨质和腰肾的功能，恢复骨盆。每天吃炒腰子和杜仲粉，有助于缓解尾椎骨等处疼痛。（另：如果是剖宫产，还要再喝一周生化汤）也不要吃咸菜、泡菜，喝味噌汤。

· 第三阶段（5~6周）增强体质、滋补元气（调整人体内环境、增强体质，使机体尽量恢复到健康状态）：这时候，该排的已经排完，就可以补身体了。千万记住，排完毒素后再补，营养才能被身体吸收，否则会堆积在身体里，成为多余的脂肪。

以流食或半流食开始

新妈妈产后处于比较虚弱的状态，胃肠道功能难免会受到影响。尤其是进行剖宫产的产妇，麻醉过后，胃肠道的蠕动需要慢慢地恢复。因此，产后的第一个星期，最好以好消化、好吸收的流食和半流食为主，如稀粥、蛋羹、汤面及各种汤等。

清淡适宜，易消化

月子里的饮食应清淡适宜。无论是各种汤或是其他食物，都要尽量清淡，循序渐进。切忌大鱼大肉，盲目进补。食盐少放为宜。食物中加少量葱、姜、蒜、花椒粉等多种性偏温的调味料则有利于淤血排出体外。

少吃多餐

孕期时胀大的子宫对其他的器官都造成了压迫，产后的胃肠功能还没有恢复正常，所以要少吃多餐，可以一天吃5~6次。采用少食多餐的原则，既保证营养，又不增加胃肠负担，让身体慢慢恢复。

切忌盲目进补

盲目地进食补药和补品如人参等，搞不好不但不能帮助身体恢复，而且还有可能使新妈妈出现便秘、牙龈出血、口臭等症状。因此进补要考虑新妈妈的身体状况，以及季节的差异性、环境的变化等。

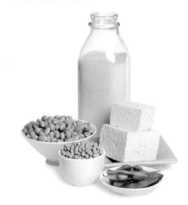